ALOPECIA
Autor: Adolfo Pérez Agustí

Edita: Ediciones Masters
www.edicionesmasters.com
edicionesmasters@gmail.com

ÍNDICE

Aunque para las personas la caída del cabello es preocupante casi exclusivamente desde el punto de vista estético, lo cierto es que detrás de los diferentes tipos de alopecia hay siempre una alteración general de la salud que debe corregirse. El problema es que las personas afectadas solamente están preocupadas por su pelo, por saber cuándo volverá a brotar y cuánto tendrán una vez finalizado el tratamiento. Nada hay en sus propósitos que indique que van a corregir los trastornos alimentarios, cosméticos o de calidad de vida que motivaron la alopecia.

Por eso la caída del cabello debe ser tratada por un profesional de la medicina y no exclusivamente por el esteticista o el peluquero, pero para ello se requiere realizar tanto pruebas locales (análisis del pelo), como generales, entre ellas las posibles alteraciones genéticas en el tallo y bulbo piloso. Posteriormente habrá que descartar las infecciones bucales o generales, los tumores, traumatismos o desgarros locales, así como analizar la posibilidad de una dermatosis. Del mismo modo, cualquier enfermedad sistémica puede provocar una caída espectacular del cabello y deberá ser tratada en primer lugar. Localmente la caspa, seborrea, hongos o tiñas, deberán tener el tratamiento adecuado, lo mismo que el buen estado nutricional de la persona.

CAPÍTULO 1

ANATOMÍA

Cada cabello es un filamento en forma de cono que se desarrolla en un folículo que llega hasta la hipodermis; su longitud varía entre varios milímetros, hasta un metro, y el espesor, entre 0,05 mm y 0,6 mm. Los cabellos se distribuyen con densidad variable sobre toda la piel con excepción de las plantas de los pies, las palmas de las manos, las caras inferiores y laterales de los dedos de la mano y del pie, la cara superior de la tercera falange, los labios, el glande del pene, el prepucio y la superficie interna de los labios mayores.

El primer pelo en aparecer es el "lanugo", un vello aterciopelado que se pierde en el séptimo u octavo mes de vida intrauterina y que queda flotando en el líquido amniótico, siendo sustituido por el vérnix (sebo que protege y lubrica la piel). Ambos protegen la piel y actúan como aislantes.

Cada pelo se forma por una invaginación tubular de la piel, el folículo piloso cuyas paredes están formadas por epidermis y dermis. En el extremo profundo del folículo piloso hay una saliente de tejido conectivo que constituye la papila pilosa. Cada uno de los pelos consiste básicamente en una raíz ubicada en un folículo piloso y en un tallo que se proyecta hacia arriba por encima de la superficie de la epidermis. La raíz, que se agranda en la base, continúa con el tallo piloso cuyo diámetro es mayor y sale a la piel.

La zona papilar o papila dérmica está compuesta de tejido conjuntivo y vasos sanguíneos, que proporcionan al pelo las sustancias necesarias para su crecimiento. Conectado a cada pelo, hay una glándula o más, sebáceas, que están situadas en ángulo obtuso y se abren en el cuello del folículo.

Cuero cabelludo

El cuero cabelludo es la piel que cubre el cráneo y que alberga el cabello. Su naturaleza difiere de las otras pieles al poseer una estructura muy vascularizada, formada por una ramificación de vasos sanguíneos. De tejido fino y frágil, posee cinco capas

Cubre la calota desde las líneas nucales superiores del hueso occipital, hasta los bordes supraorbitarios del hueso frontal y se extiende lateralmente sobre la fascia temporal hasta los arcos cigomáticos. Posee cuatro capas de tejido: tejido conjuntivo (denso), aponeurosis epicraneana, tejido conjuntivo laxo y el pericráneo; las tres primeras comunicadas de forma íntima y que se desplazan como una sola unidad.

El pelo tiene dos estructuras separadas, el folículo de la piel y el eje.

Circulación sanguínea del cuero cabelludo

La circulación principal se basa en la arteria carótida externa a través de cuatro ramificaciones:

     Arteria temporal superficial

     Arteria occipital

     Arteria maxilar interna

     Arteria auricular posterior.

La zona frontal del cuero cabelludo esta irrigada por otras dos arterias, dependientes de la carótida interna que son la arteria supratroclear, y supraorbitaria.

La circulación venosa que acompaña a las raíces arteriales se vacían en la yugular externa, y las venas frontales y supraorbitarias desaguan en las venas oftálmicas y luego en el seno cavernoso.

La innervación sensoria frontal, está provista por las ramas del nervio frontal interno y dos ramos del nervio supraorbitario que provienen del nervio medio oftálmico, rama del trigémino. El nervio malar inerva la zona temporal por la rama cigomático temporal, también del trigémino. El nervio auriculotemporal rama del trigémino, inerva la zona parietal. Todos los nervios del cuero cabelludo atraviesan la zona densa de la fascia superficial (tela subcutánea), entre la calota (tapa del cráneo) y los tegumentos suprayacentes que le protegen.

Color

El color es producido por la melanina (eumelanina y feomelanina), producida por los melanocitos situados en la matriz. Se acumula dentro de ésta en los melanosomas (sacos membranosos responsables de la síntesis de la melanina), que están delimitados por la membrana lipídica. La pigmentación se produce durante la fase anágena o de crecimiento.

Los colores del cabello oscilan entre rubio (amarillo-blanco), pelirrojo (rojizo-anaranjado), castaño (marrón claro y oscuro), negro, y gris que se presenta en la vejez o incluso antes por situaciones de estrés, alimentación o herencia.

Hay células de pigmento que se distribuyen en toda la corteza y la mácula dando al cabello su color característico.

Tallo, Eje

El eje del cabello se compone de proteínas muertas, una de ellas llamada queratina en tres capas:

> La capa interna se llama la mácula y no es visible.
> La siguiente capa es la corteza.
> La capa externa es la cutícula.

La corteza constituye la mayor parte del eje del pelo, mientras que la cutícula está formada por escamas apretadas en una estructura similar a la superposición de las tejas de un tejado. La mayoría de los productos de acondicionamiento del cabello intentan afectar a la cutícula.

La queratina posee tres capas:

Cutícula.
Es la capa más externa, fuertemente adherida al córtex, rodeándolo. Es delgada, transparente y protege la estructura interna del cabello. Está en la superficie de un cabello y es visible. Se parece a un conjunto de tejas apoyadas densamente. En el hombre, la cutícula es suave y poco saliente, con escamas imbricadas; en los animales, son gruesas y poco imbricadas.

La mayoría de los acondicionadores cosméticos tratan de mejorar la capa de la cutícula o el exterior.

La composición de la cutícula es básicamente de queratina, aunque intervienen otros elementos en su composición, estando formada por 5-7 capas de células transparentes con forma de lámina, que se disponen unas con otras.

Se le atribuye la resistencia y estabilidad, y está formada por escamas superpuestas, formadas por células especializadas, que siempre apuntan hacia la punta del pelo y que se apilan desde el folículo y el nacimiento del cabello, formando capas. Su observación se logra agregando una gota de agua, previa decoloración con azul de metileno o mediante un molde de su superficie. Esto puede hacerse rápidamente embebiendo el pelo en un medio flexible como esmalte de uñas, solución vinílica o plexiglás en cloroformo. Cuando el medio se ha endurecido, el pelo se saca y permanecerá una clara y distintiva anatomía de la cutícula del pelo, ideal para el examen con un microscopio compuesto.

La cutícula es responsable del brillo y de la textura del cabello humano. Normalmente es suave, permite el reflejo de la luz y limita la fricción entre los tallos capilares. Cubierta por una capa invisible de lípidos resistente al agua, que actúa como un acondicionador natural, es de naturaleza ácida grasienta, lo que proporciona su textura suave y sedosa. Los procesos químicos como el teñido, la permanente y el alisado, despojan a la cutícula de la capa de grasa, lo cual conduce a lo que generalmente se conoce como cabello dañado por productos químicos.

Córtex.

La capa intermedia se denomina corteza y constituye el corazón del eje del pelo, donde el pigmento se distribuye haciendo que el cabello tenga su color. Es la responsable de proporcionar al cabello su estructura, fuerza y color, dándole volumen y fuerza al eje de la hebra del cabello en crecimiento.

Se compone principalmente de queratina y otros elementos orgánicos, de los cuales también están constituidos los cuernos de venado y los del rinoceronte.

En la corteza o córtex se fijan la mayoría de los gránulos de pigmento, estando su superficie cubierta con un tegumento, en el que las células pueden estar adheridas o bien separadas en las porciones terminales, formando escamas.

Está sostenida por la capa protectora de la cutícula y consta de células corticales en forma de aguja, las cuales se alinean en una formación regular paralelas a la longitud del cabello.

Se distinguen en el córtex dos estructuras principales: una es semicristalina, formada por cadenas polipépticas, en la misma dirección que el tallo piloso. Estas cadenas se denominan microfibrillas que están rodeadas por una estructura con alto contenido de azufre y prolina llamada matriz. Se halla implantada con gránulos pigmentados que originan el color del cabello.

La corteza es responsable de casi todas las propiedades que definen el cabello humano, entre ellas la resistencia, elasticidad, forma, el contenido de humedad y el color. A igualdad de peso, la corteza es más fuerte que el acero y puede estirarse hasta casi un 30% sin daño significativo. Pero al igual que la cutícula, también puede sufrir la agresión externa. Cuando esto sucede, pierde su capacidad para retener la humedad y entonces el cabello se reseca.

Médula.
Es la capa más interna y está presente sólo en los grandes pelos, como los de nuestro cuero cabelludo. Ayuda a dar al cabello su elasticidad. Es el núcleo o el centro del eje del crecimiento del vello y sólo se encuentra en la fase de plena producción o en hebras de pelo terminal. No suele verse. Está rodeada de la corteza, fuertemente adherida.
Posee células queratinizadas, laxamente unidas, que están presentes solamente en los pelos más gruesos, con el espacio intercelular lleno de aire. No tiene una función discernible, y se trata del suave núcleo central que se encuentra en ciertos cabellos humanos. Se encuentra en la mayoría de los mamíferos, pero no en todos los seres humanos. Cuando aparece en los seres humanos, se encuentra con mayor frecuencia en las hebras de cabello canoso.

Raíz

Está incluida en el folículo. Las células matrices de la raíz del pelo se nutren a través de la sangre. Los micronutrientes más importantes, esenciales para el crecimiento normal del cabello, son las vitaminas del complejo B, proteínas y aminoácidos. Es más blanca en color y más suave en textura que el eje.

Folículo

Es una estructura que contiene varias capas con diferentes funciones. En la base del folículo hay una proyección similar a meter un dedo en la parte inferior de una media y empujarlo suavemente. Esta proyección se denomina papila y contiene los capilares o vasos sanguíneos de pequeño calibre, que alimentan a las células. La parte viva del pelo está en la parte de abajo de la papila llamada bombilla, mientras que la parte inferior es alimentada por los capilares. Las células en el bulbo se dividen cada 23 a 72 horas, más rápidamente que cualquier otra célula en el cuerpo.

El folículo está rodeado por dos vainas -una cubierta interior y exterior-. Estas fundas dan protección y moldean el cabello en crecimiento. La cubierta interior sigue el eje del pelo y termina por debajo de la apertura de una glándula sebácea, y a veces una glándula apocrina que le proporciona el olor. La cubierta exterior continúa todo el camino hasta la glándula. Un músculo llamado pili está situado debajo de ella en una capa fibrosa alrededor de la cubierta exterior. Cuando este músculo se contrae, hace que el cabello caiga.

La glándula sebácea es importante, ya que produce el sebo, un acondicionador natural que se produce en mayor cantidad después de la pubertad. La producción de sebo disminuye en las mujeres durante toda su vida y en los hombres, en menor cantidad.

Nos encontramos con una bolsa epidérmica, en cuya base está el bulbo y la papila. Este folículo tiene dos capas, epidérmica y dérmica, bien vascularizadas e inervadas. Además, en el cuello del folículo piloso se inserta el músculo piloso del cuero cabelludo cuya función es elevar el pelo.

Un feto en desarrollo tiene todos los folículos pilosos formados en la semana 22. En este momento hay ya 5 millones de folículos en el cuerpo, un millón de ellos en la cabeza, y 100.000 se encuentran en el cuero cabelludo. Este es el mayor número de folículos que tendremos, pues los folículos no se añaden durante la vida. A medida que el tamaño del cuerpo cambia y envejecemos, la densidad de los folículos pilosos de la piel disminuye.

Las vainas se comportan como fundas de protección que moldean el cabello en crecimiento.

Para un mejor entendimiento, podemos dividirlo en 3 regiones:

>El segmento inferior (bulbo y suprabulbo)
>El segmento medio (istmo)
>Y el segmento superior (infundíbulo)

El segmento inferior se extiende desde la base del folículo para la inserción del músculo erector pili (también conocido como el músculo erector del pelo).

El segmento intermedio es una sección corta que se extiende desde la inserción del músculo erector pili a la entrada del conducto de la glándula sebácea.

El segmento superior se extiende desde la entrada de la glándula sebácea conducto al orifício folicular.

El tamaño de los folículos pilosos varía considerablemente durante su existencia. También varían en tamaño los pelos terminales grandes, como los del cuero cabelludo, hasta llegar a los pequeños vellos que cubren casi toda la piel, excepto la de la piel de las palmas de la mano, las plantas de los pies, los labios, los labios menores del pubis y el pene.

Bajo las influencias hormonales, los folículos del vello en el área de la barba masculina por lo general se hacen más gruesos y se oscurecen en la pubertad. En individuos predispuestos, los pelos terminales en el cuero cabelludo adulto pueden someterse a una miniaturización involutiva (sin vello).

A pesar de que la cantidad de pelo en la cabeza es más visible, el vello corporal es mucho más abundante.

En el cuero cabelludo, la fase anágena (crecimiento) dura aproximadamente 3-4 años, mientras que la fase catágena (regresión) dura alrededor de 2-3 semanas, y la fase telógena aproximadamente 3 meses. Aproximadamente el 84% de los pelos del cuero cabelludo están en la fase anágena, 01,02% se encuentra en la fase catágena, y el 10-15% se encuentran en la fase telógena.

En resumen, los folículos pilosos constan de los siguientes componentes clave:

Vaina radicular interna

La vaina radicular interna (IRS) no contiene ningún pigmento. Se compone de tres partes: la capa de Henley, la capa de Huxle, y la cutícula. La cutícula es la parte más interna que afecta al tallo del pelo. La cubierta interior sigue el eje del pelo y termina por debajo de la apertura de una glándula sebácea y, a veces una glándula apocrina. La capa intermedia, se une con el pelo para proporcionar soporte rígido al tallo del cabello.

Vaina radicular externa

La vaina externa de la raíz (SRO) se recubre sobre la IRS desde el extremo inferior del bulbo piloso a la entrada del conducto de la glándula sebácea. Se conecta al folículo del pelo en el epitelio de la piel. También se llama trichelemma que rodea la capa externa del folículo y la separa de la dermis, integrada en la epidermis que forman la apertura o poro de donde sale el pelo de la piel.

Vaina de la raíz fibrosa

Es la capa más externa del folículo piloso que rodea la capa vítrea. Se compone de haces de colágeno engrosadas que recubren el folículo piloso.

Región suprabulbar

Consta de los componentes del eje del pelo, la capa vítrea, zona de hidratación, la IRS, y la vaina de raíz fibrosa. La región suprabulbar parte del bulbo piloso y termina en el istmo del folículo piloso.

Istmo

Comienza a partir de la inserción del músculo erector pili y entra en el conducto de la glándula sebácea. En este nivel, la vaina radicular interna (IRS) se fragmenta y exfolia, mientras que el resto está completamente queratinizado.

Infundíbulo

Constituye la parte permanente del folículo, ya que permanece intacto durante todo el ciclo vital del pelo. Se extiende desde el orificio superficial del folículo hasta que desemboca en él su glándula sebácea. Es parte del conducto pilosebáceo que sirve para la salida del sebo.

Bulbo

El bulbo piloso es la base del folículo piloso y en él las células vivas se dividen y crecen para construir el eje del pelo. Es la porción más baja del folículo hecha de células de la matriz que producen el crecimiento real en el cabello. Se asemeja a hilos finos de una cuerda eléctrica y literalmente giran a medida que se acumula el pelo y sale de los poros. Estos haces de fibras se conocen como ejes y la dimensiones de estos ejes en realidad definen la longitud y el grosor de cada mechón de pelo. Las células en el bulbo se dividen cada 23 a 72 horas, más rápido que cualquier otra célula en el cuerpo. Los vasos sanguíneos nutren a las células en el bulbo piloso, y proporcionan las hormonas que modifican el crecimiento del cabello y la estructura en diferentes momentos de la vida.

Papila

La papila contiene los pequeños capilares que alimentan a las células ciliadas. La parte viva del pelo es la parte de abajo alrededor de la papila llamada bombilla.

Bombilla

Esta parte inferior es la única parte alimentada por los capilares. El pelo de vida real reside en la "bombilla", donde las células ciliadas están continuamente en división. Esta zona necesita nutrientes de forma continuada.

Glándula sebácea

Es importante, ya que produce el sebo que es un acondicionador natural. Se produce después de la pubertad y disminuye en las mujeres durante toda su vida. La producción también disminuye en los hombres, pero no tanto como en las mujeres.

La protección de la piel y el pelo es la principal función de las glándulas sebáceas, cuya función principal es agregar el sebo que lubrica el cabello, protegiéndolo también del agua y de los microorganismos.

Sebo significa "grasa" y se compone de lípidos, ceras y grupos de células muertas productoras de grasa. Su composición es la siguiente:

Triglicéridos - un 40%
Monoésteres de cera - el 25%
Ácidos grasos libres - 16%
Escualeno - 12%

Una vez que se ha creado, esta sustancia aceitosa se segrega a través de un conducto pequeño. Desde la glándula se mueve hacia arriba del eje del pelo y, finalmente, surge a la superficie de la piel a través del folículo piloso. Mientras sube, ayuda a empujar a cabo cualquier partícula de polvo, gérmenes o restos de piel que pueden de alguna manera haber entrado en el folículo piloso. Esto permite que las glándulas sebáceas de los folículos pilosos permanezcan libres de objetos extraños.

El sebo por lo general, no tiene olor. Sin embargo, pueden emitir algún olor mientras que está saliendo a la piel si se enrancia.

En función de la emulsión epicutánea, se presenta como:

Normal. La emulsión epicutánea está equilibrada. El aspecto del cabello es brillante, suave y aterciopelado.

Seco. La emulsión epicutánea contiene poca grasa y poca agua. El aspecto del cabello es áspero y quebradizo.

Graso. La emulsión epicutánea tiene alto contenido en grasa. El aspecto del cabello es brillante y pegajoso.

Desarrollo y distribución de los folículos pilosos

Los folículos se encuentran inclinados (no verticales) en la dermis y los más largos se extienden hasta la capa de grasa subcutánea. Un músculo oblicuo parte de la zona media de la pared del folículo y se extiende hasta la unión entre la dermis y la epidermis. Por encima del músculo, encontramos una o más glándulas sebáceas. Esta zona se considera el lugar de generación de nuevos cabellos y en donde comienza cada nuevo ciclo de crecimiento.

El núcleo de los folículos pilosos aparece primero en la región de las cejas y el labio superior, a partir de las nueve semanas del desarrollo embrionario y, en otras regiones, en la cuarta semana. A las 22 semanas, todos los folículos se han establecido. A medida que el cuerpo aumenta de tamaño, decrece la densidad de los folículos. Se acepta que, normalmente, no pueden originarse nuevos folículos en la piel de los adultos. La totalidad de los folículos en un hombre adulto se estima en 5.000.000, de los cuales 1.000.000 se encuentran en la cabeza y sólo 100.000 en el cuero cabelludo. Aparentemente, no habría diferencias sustanciales en razón del sexo o la raza.

En el cuero cabelludo, se nota una significativa pérdida de densidad de los folículos capilares con el envejecimiento. Los adultos de 20-30 años de edad presentan un promedio de 615 por cm2; entre los 30-50 años de edad, la densidad cae a 485 por cm2; y entre los 80-90 años es sólo de 435 por cm2. Indudablemente, encontraremos una densidad menor en aquellas personas afectadas por alopecia (pérdida del cabello). En estos casos, estudios recientes sugieren densidades muy bajas: mujeres, 260 por cm2; hombres, 250 por cm2.

Papilas dérmicas

Dentro de cada bulbo del folículo piloso hay grupos de células muy especializadas llamadas papilas dérmicas. La investigación científica ha llegado a la conclusión de que son de alguna manera responsables de la duración máxima de crecimiento del cabello, su espesor y otras características (color, ondulamiento, etc.). No obstante, el crecimiento no está totalmente controlado por las papilas dérmicas. Ahora, se cree que todos los elementos de la vulva en todo el folículo y hasta las glándulas sebáceas, contribuyen al crecimiento del cabello.

Se ha observado que durante los procedimientos de trasplante de pelo las papilas dérmicas se quitan, pero el pelo se las arregla para seguir creciendo. Este nuevo folículo, que carece de papilas dérmicas, difícilmente consigue regenerar el cabello, pues suele perder sus características anteriores y se convierte en pelos más delgados, débiles y ondulados.

Queratinización

Al mismo tiempo que el nuevo cabello va recorriendo el folículo, sus células se van queratinizando a fin de que pueda afrontar con suficiente fuerza una vida de exposición a la intemperie. Lleno de vigor, empuja fuertemente hacia fuera a su cabello antecesor.

CAPÍTULO 2

BIOLOGÍA DEL CABELLO

El cabello es mucho más complicado de lo que parece. Su misión no es solamente proteger la zona cerebral, sino que ayuda a transmitir la información sensorial y crea la identidad de género, siendo un aspecto estético muy importante para hombres y mujeres. Nos protege del sol y del frío y también sirve para la amortiguación de golpes y rozaduras, dificultando las picaduras de insectos y mejorando el control de la temperatura corporal mediante disipación.

El cabello, en esencia, y aunque es una estructura simple, tiene funciones importantes en el funcionamiento social del individuo y su salud. Aunque no hay pelo en todas las superficies principales visibles del cuerpo, posee una estructura única, y cuando se renueva no deja cicatriz.

Propiedades:

Posee propiedades contra la rotura, pudiendo soportar una carga de 50-100 g; aunque puede verse alterado por algunos agentes químicos.

Resiste temperaturas de 140 °C cuando está seco, y hasta 200 °C cuando está mojado.

Resistente a la putrefacción por su estructura de queratina y su contenido en azufre, incluso aunque se trate del cabello cortado que puede ser reutilizado durante muchos años.

Es poco resistente a los cambios de pH, sean soluciones ácidas o alcalinas. El pH alcalino favorece el hinchamiento de la fibra capilar.

El cabello seco no es un buen conductor de la electricidad, y presenta una alta resistencia eléctrica. Cuando se aplica peinado o cepillado, los cabellos acumulan electricidad estática y se repelen entre sí.

Formación:

El cabello crece alrededor de 0,3-4 mm / día, o cerca de 15 cm (6 pulgadas) por año. A diferencia de otros mamíferos, el crecimiento del cabello y la pérdida es al azar y no obedece a cambios estacionales o cíclicos. En un momento dado, un número al azar de los pelos estarán en diferentes etapas de crecimiento y diseminación.

Un feto en desarrollo tiene todos los folículos pilosos formados a las 22 semanas. En este momento hay 5 millones de folículos en el cuerpo. Un millón de ellos están en la cabeza, y 100.000 se encuentran en el cuero cabelludo. Este es el mayor número de folículos que tendremos durante la vida.

No sabemos la causa por la cual la naturaleza forma el pelo mucho antes que otras partes aparentemente más vitales, pero quizá se deba a que son el punto de contacto más esencial con nuestro entorno. En este sentido, cortar el pelo en su totalidad o depilarse, debería considerarse un error de salud. No lo sabemos, aunque el mito de Sansón podría tener cierto fundamento.

A medida que el tamaño del cuerpo aumenta con el envejecimiento, la densidad de los folículos pilosos de la piel disminuye. La comprensión de cómo crece el pelo nos ayuda a entender cómo mantenerle en crecimiento.

Aunque el cabello crece a ritmos diferentes en las distintas personas, la tasa promedio es de alrededor de un centímetro por mes. El color de pelo es creado por las células productoras del pigmento melanina en el folículo piloso, pero con el envejecimiento y el estrés, las células de pigmento mueren o no puede depositarse la melanina, y el pelo se vuelve gris.

El pelo necesita una cantidad variable de tiempo en cada fase determinada por la genética, las hormonas, y el área del cuerpo. El pelo en fase anágena es más susceptible a las lesiones que el cabello en la fase de telógeno.

El crecimiento del cabello se produce en ciclos que consta de tres fases:

Anágena o Anagen (fase de crecimiento), con la mayoría del cabello creciendo en un momento dado. Cada pelo pasa varios años en esta fase. Es la fase activa del cabello y es cuando las células de la raíz del cabello se multiplican rápidamente. Un nuevo cabello se forma y se lleva el pelo hasta el folículo y lo expulsa con el tiempo. Durante esta fase el pelo crece aproximadamente 1 cm cada 28 días. El cabello permanece en esta fase activa de crecimiento de 2 a 6 años. Algunas personas tienen dificultades para crezca el pelo más allá de un cierto período debido a que tienen una corta fase activa de crecimiento. Por otro lado, las personas con el pelo muy largo tienen una larga fase activa de crecimiento.

El pelo en los brazos, las piernas, las pestañas y las cejas tienen una fase activa de crecimiento muy corto, de aproximadamente 30-45 días, explicando así por qué son mucho más cortos que el pelo del cuero cabelludo.

Tipo de pelo	Duración de la fase anágena
cabello	3-5 años (1095-1825 días)
barba	1 año (365 días)
vello corporal	13-15 semanas (91-105 días)
cejas	1 mes (30 días)
bigote	4-14 semanas (28-98 días)

Catágena o Catagen (fase de transición), proceso que dura unas semanas, durante el cual el crecimiento del cabello se ralentiza y se encogen los folículos pilosos. La fase catágena es una fase de transición y el 3% de todos los pelos están en esta fase en cualquier momento que dura alrededor de 2-3 semanas. Durante este tiempo, el crecimiento se detiene y se contrae la vaina radicular externa y se adhiere a la raíz del cabello. Esta es la formación de lo que se conoce como un cabello club.

Telógena o Telogen (fase de reposo), que dura más de mes, y estos intervalos en el crecimiento del cabello dependen de la edad, hasta que se desprende del folículo piloso. En este momento un nuevo cabello comienza la fase de crecimiento, cayéndose el pelo viejo. Es la fase de reposo y representa el 10-15% de todos los pelos. Esta fase dura unos 100 días para los pelos en el cuero cabelludo y mucho más largo para los pelos de las cejas, pestañas, brazos y piernas. Durante esta fase el folículo del pelo está totalmente en reposo y el pelo del club completamente formado. Al sacar un pelo en esta fase se percibe sólido, su material duro, seco, blanco en la raíz. Cerca de 25 a 100 pelos telogen se desprenden normalmente cada día.

El pelo puede ser por su constitución:

Liso, lacio o lisótrico.
La forma del folículo es circular y está orientado verticalmente a la superficie de la piel formando un ángulo recto con ella. El tipo lisótrico es muy característico de los mongoloides.
Ondulado o cinótrico.
Tiene forma oval y está orientado formando un ángulo agudo. Es habitual entre los caucásicos el liso ondulado, ya que en el folículo generalmente forma un pequeño ángulo agudo con la vertical a la piel.
Rizado o ulótrico.
Tiene forma elíptica y la orientación es paralela a la superficie de la piel. Lo vemos en los negroides.

La cantidad de rizo natural de un cabello es de sección transversal. El pelo que más se asemeja a un círculo es recto y el que es aplanado y elíptico es rizado o crespo. Cuanto más circular es el eje, más recto es.
La forma en sección transversal también determina la cantidad de brillo que tiene el pelo. El cabello recto es más brillante porque el sebo de las glándulas sebáceas puede viajar por el cabello más fácilmente. En el pelo torsionado el sebo circula con dificultad, por lo tanto es más seco o se ve opaco.

El lanugo

Aparece en la cabeza fetal aproximadamente entre las semanas 13 y 16 y en la semana 20 de gestación ya cubre todo el cuerpo. Al transcurrir el desarrollo y madurez fetal, el lanugo se cae de la piel y queda suspendido en el líquido amniótico, el cual es digerido por el feto. La presencia de lanugo en recién nacidos es un signo de nacimiento prematuro. También se puede ver en casos de anorexia nerviosa, como respuesta del cuerpo en un intento de proporcionar protección aislante por la pérdida de grasa corporal.

CAPÍTULO 3

CAUSAS DE LA CAÍDA DEL CABELLO

Medicamentos que provocan caída del cabello

Se reconocen como causantes a: Tegretol (carbamazepine), Prozac (fluoxetine), todos los antidepresivos tricíclicos (Triptizol), haloperidol, olanzapine, risperidone, clonazepam, buspirone.

En estos casos, la pérdida del cabello o caída del cabello no figura en las etiquetas como un efecto secundario conocido, pero muchas personas mencionan problemas con la caída del pelo con estos medicamentos.

Los expertos dicen que el mejor remedio para la caída del cabello inducida por medicamentos es reducir la dosis del medicamento causante del problema o interrumpir la misma. Un estudio encontró que la reducción de la medicación o la dosis alterna, casi siempre conduce a la completa regeneración del cabello, aunque puede tardar de 6 a 12 meses que el cabello se recupere totalmente.

Enfermedades

Alopecia. Es una alteración capilar producida por la caída del cabello que se divide en:

> La *alopecia tóxica* aparece después de 3 ó 4 meses de haber padecido una enfermedad grave, normalmente de tipo infeccioso (sífilis o escarlatina), acompañada de fiebre prolongada,

27

aunque también se declara en el mixedema (enfermedad del tiroides), el hipopituitarismo (poca función de la glándula pituitaria), así como con la administración de citotóxicos (medicamentos contra el cáncer), exceso de vitamina A (50.000 U.I. durante varios meses) o compuestos ricos en Talio. Puede aparecer como consecuencia de una grave enfermedad con fiebre elevada.

Alopecia areata. Es una enfermedad en la cual se pierde pelo de improviso en una zona concreta, normalmente en el cuero cabelludo o barba, y no obedece a una causa conocida, por lo que el tratamiento es poco eficaz, especialmente si se inicia en la niñez. En el adulto es posible que se puedan curar al cabo de unos meses de tratamiento y se piensa que es una enfermedad autoinmune. La veremos más adelante con detalle.

Alopecia androgénica. Esta calvicie es de orden hereditario y comúnmente la padecen los hombres. Se presenta generalmente en la nuca, frontal, o coronilla, aunque por ser un patrón genético no tiene zonas específicas. Es lo que denominamos como alopecia normal o habitual.

La *alopecia cicatrizal* ocurre como consecuencia de heridas, quemaduras, radioterapia, infecciones bacterianas o por hongos, sífilis, tiña, tumores o sarcoidosis. Es de muy difícil curación.

La *alopecia total* es la pérdida del 100% del pelo en el cuero cabelludo.

La *alopecia universal* es la pérdida del 100% del vello corporal.

Moniletrix. Es un trastorno constituido por una variación regular del espesor del tallo piloso, dándole al pelo un aspecto de *rosario* con tendencia a romperse prematuramente en los puntos donde es más delgado. Presenta un patrón hereditario autosómico dominante, de uno solo de sus padres.

Tricoptilosis. Es una alteración conocida por "puntas abiertas" (llamadas coloquialmente «horquetillas»). El pelo se ve opaco y deslucido y esa división impide tanto peinarlos como que los peinados queden en su sitio una vez logrados.

La **tricotilomanía** es un hábito de las personas neuróticas que consiste en arrancarse el cabello y se da con frecuencia en niños y mujeres jóvenes. En estos casos el pelo suele volver a crecer si la raíz no ha quedado afectada.

Tricorrexis invaginada. Conocida como pelo de bambú. Consiste en unas deformaciones técnicas y cóncavas del tallo que recuerdan al bambú. Pueden ocurrir de forma traumática sobre pelos normales o ser congénita. Podría deberse a un efecto pasajero de la queratinización. Es el tipo de pelo característico del síndrome de Netherton o niños rojos.

En la mayoría de los pacientes, el cabello volverá a crecer por completo dentro de 1 año sin tratamiento alguno.

Otras enfermedades

Efluvio telógeno
Pérdida de cabello generalizada causada por el embarazo, ciertas drogas, fiebre alta, o el estrés.

Sífilis secundaria
Causa un "apolillado" patrón de calvicie en el cuero cabelludo.

Alopecia y enfermedad celíaca

La enfermedad celíaca, un trastorno autoinmune, es frecuente en personas que también tienen otras enfermedades autoinmunes, como la diabetes, enfermedad de tiroides y enfermedad hepática autoinmune. Menos conocida, sin embargo, es una asociación entre la enfermedad celíaca y la alopecia areata.

Uno de los primeros estudios de investigación que vinculan la alopecia con la enfermedad celíaca se publicó en 1995. Médicos italianos se habían dado cuenta de que varios de sus pacientes con alopecia también tenían la enfermedad celíaca, y que en uno de estos pacientes, un niño de 14 años de edad, el pelo que faltaba por completo en su cuero cabelludo y el cuerpo, volvía a crecer después de que adoptó una dieta libre de gluten. El caso de este niño, y algunos otros, llevó a los médicos a evaluar en un gran grupo de pacientes la alopecia de la enfermedad celíaca.

De hecho, los médicos encontraron una tasa relativamente alta de la enfermedad celiaca en los pacientes, mucho mayor de lo que se podría esperar por azar. Sobre la base de este estudio, los médicos recomendaron que en los pacientes con alopecia areata se realicen pruebas de anticuerpos de la enfermedad celíaca. Desde entonces, ha habido otros informes de investigación médica de la enfermedad celíaca en asociación con la alopecia areata.

¿Puede una dieta sin gluten ayudar a revertir la alopecia areata?

Desafortunadamente, no existe una cura definitiva para la alopecia areata. La mayoría, pero no todos, de los informes de investigación que describen los pacientes con alopecia y la enfermedad celíaca, también informan de que el cabello de los pacientes volvió a crecer después de que se adoptó una dieta libre de gluten. Incluso en personas sin enfermedad celíaca, el curso de la alopecia es muy impredecible, y a veces el pelo, simplemente vuelve a crecer por sí mismo.

Pérdida del cabello en pacientes con enfermedad del tiroides

Algunos pacientes de tiroides pierden el pelo debido a una enfermedad de base autoinmune. En el caso de la alopecia, el cuerpo tiene una reacción autoinmune contra sus propios folículos pilosos.

El síntoma principal de la alopecia es la pérdida del cabello en parches sin pelo, redondos u ovalados. Este tipo de alopecia que se conoce como la alopecia areata, en el 80% de los casos afectará tan sólo a 1 parche. Aproximadamente el 12% tendrá 2 parches, y el 8% tendrá una serie de parches de pérdida de cabello.

La localización más frecuente es el cuero cabelludo, lo que afecta a los dos tercios de casi todos los pacientes. En los hombres, alrededor del 33% pierden el pelo en la barba. En raras ocasiones, se pierde el pelo de las cejas y las extremidades. En sólo el 7% de los casos, la alopecia es muy amplia, e implica la pérdida de más de la mitad del pelo del cuerpo. La pérdida de todo el vello facial y del cuero cabelludo se conoce como alopecia total, pero sólo un porcentaje muy pequeño de esos casos tendrá pérdida total del cabello en todo el cuerpo, conocida como alopecia universalis. Los síntomas menos comunes incluyen "picaduras" en las uñas, una sensación de ardor y picazón de la piel.

Pérdida normal del cabello

La pérdida de cabello suele ser normal, especialmente en los meses de otoño. Todo el mundo pierde entre 40 y 120 líneas por día, dependiendo de la cantidad de pelo que se tenga, la edad y el ciclo de crecimiento del cabello. Las personas con cabello fino tienden a tener más cantidad y por lo tanto perderán más que los de pelo largo.

El pelo también se dilata a medida que envejecemos, sobre todo después de la menopausia; pero a diferencia de los hombres que envejecen, el adelgazamiento del cabello tiende a detenerse después de un tiempo.

Causas más comunes de pérdida y adelgazamiento del cabello

Estacionalidad:
Es habitual perder grandes cantidades durante los meses de noviembre y diciembre, cuando el cabello alcanza la madurez en su ciclo de crecimiento.

Anemia:
Según el dermatólogo George Cotsarelis, MD, director de la Universidad de Pennsylvania, la deficiencia de hierro es una causa común de pérdida de cabello. La Clínica Mayo informa que el 20 por ciento de las mujeres sufren de una deficiencia de hierro.

Envejecimiento:
A medida que envejecemos, los folículos se contraen, produciendo pelo más delgado, menos largos. Entonces los folículos empiezan a morir, aunque el alcance de ese proceso es una cuestión de genética.

Embarazo:
Algunas mujeres experimentan pérdida de cabello durante el embarazo o después. La experiencia de otras mujeres sobre la pérdida del cabello se refiere al uso de la píldora anticonceptiva.

Enfermedad o estrés intenso:
A veces la pérdida del cabello se produce como consecuencia de una enfermedad. El estrés, la pérdida excesiva de peso, y los problemas de tiroides, también pueden causar pérdida del cabello.

Consejo extra:
Si es mujer, sepa que no experimentará calvicie de patrón masculino, aunque el pelo de las mujeres tiende a volverse muy fino.

CAPÍTULO 4

TEORÍA AYURVEDA

En los textos ayurvédicos tres términos se utilizan para describir el síntoma de la pérdida del cabello, tales como: indralupta, khalitya y ruhya. De acuerdo con Aacharya Vagabhata, cuando el cabello se cae de repente se le conoce como indralupta, mientras que khalitya es un proceso de larga duración de la caída del cabello. Una opinión es que indralupta afecta a la barba, khalitya afecta el cuero cabelludo y ruhya afecta a todo el cuerpo. La razón principal de la pérdida del cabello es el consumo excesivo de sal refinada.

El folículo piloso contiene bhrajak pitta. Cuando existe un exceso de Pitta, en asociación con vata, aparece la caída del pelo. A continuación, kapha y rakta juntos bloquean los folículos del cabello al no permitir que otros nuevos crezcan.

Cada uno de los brotes de pelo posee un único folículo piloso que es el zócalo en donde se desarrolla el tallo del cabello. Las células se multiplican en el folículo y forman el tallo del pelo.

El eje del cabello en sí no es una sustancia que vive sólo de los folículos. A medida que más células se forman en la base de los folículos se queratinizan y mueren, mientras que el eje del pelo nuevo crece más y se hace largo. Cuando el pelo es lo suficientemente largo, deja de crecer. En el cabello sin cortar, el eje es normalmente entre 24 y 100 cms de largo.

El pelo puede crecer de cuatro a seis años y hay fuertes influencias genéticas, que deciden los factores, tales como: ¿cuánto tiempo, qué largura y dónde debe crecer. El cuero cabelludo puede tener entre 100.000 y 150.000 pelos. No necesariamente hay que alarmarse cuando notamos que crece poco el pelo, ni si hay cierta pérdida. Solemos perder unos 100 pelos por día, lo que son muy pocos para la cantidad total.

Pelo canoso prematuro

La variación en el contenido del pigmento melanina, da variaciones a los tonos de color del cabello y es del mismo tipo que da color a la piel. Dado que el pigmento se añade al eje del pelo en su raíz, es natural que el pelo más cercano al cuero cabelludo contenga más pigmentos oscuros que el resto del eje del pelo. El pigmento también puede quedar blanco cuando sale del eje del pelo muerto por el sol y el viento.

A medida que envejece, hay menos pigmento añadido al tallo del cabello, haciendo que se vuelva de color más claro. Eventualmente, las células de pigmento en la base del folículo se terminan convirtiéndose en gris o blanco.

Hormonas masculinas

De acuerdo a la medicina moderna la causa más común de pérdida de cabello, tanto en hombres como mujeres, se relaciona con las hormonas, en concreto la testosterona. Esta relación explica la razón por la cual se le llama alopecia androgénica o calvicie de patrón masculino.

En ciertos folículos pilosos, las células dentro de los folículos son capaces de convertir la testosterona a dihydrotestosterona a través de la acción de una enzima producida para ese folículo del pelo en particular y que dará lugar a la alopecia. En los hombres, estos pelos se presentan característicamente a lo largo de la parte frontal del cuero cabelludo, dando lugar a la típica 'M' en forma de retroceso del cabello. El vértice del cuero cabelludo en la parte posterior y la parte superior del cráneo es el otro lugar donde los folículos pilosos se encuentran normalmente.

Por lo general el pelo alrededor de los lados de la cabeza está a salvo, dejando un halo de cabello. Las células en esta área son genéticamente diferentes y no se convierten de testosterona a dihydrotestosterona. En las mujeres, las células susceptibles se encuentran más difusamente, resultando en un área de adelgazamiento general que está en la mitad delantera del cuero cabelludo.

Causas según la teoría ayurveda

La función tiroidea deprimida (**hipotiroidismo**) puede causar un aumento del cuero cabelludo graso, con pelo grueso escaso, o calvicie real. Cuando el tiroides está muy activo (**hipertiroidismo**) se producen escasos pelos y muy finos.

El daño en la **glándula pituitaria** que estimula la glándula tiroides, las glándulas sexuales y la corteza suprarrenal, también ocasiona pérdida del cabello.

El exceso de **hormonas masculinas** debido a cualquier trastorno, pueden ser una causa de la caída del cabello.

La **herencia** también puede jugar un papel importante, pues sabemos que el número de los folículos pilosos se mantiene constante, desde el nacimiento.

La teoría más popular de la alopecia areata es que se trata de una **enfermedad autoinmune** donde el sistema inmune del cuerpo ataca los folículos pilosos.

La insuficiencia de calorías y la ingesta insuficiente de **proteínas** afecta el cabello, pudiendo ocasionar caída del cabello.

La **anorexia nerviosa**, un problema psicosomático asociado con la negativa a comer una cantidad adecuada de alimentos, también puede afectar al cabello.

El **estrés biológico** es una de las causas más comunes de la pérdida repentina del pelo. Cualquier tipo de operación quirúrgica, hemorragia o shock asociado a un accidente puede causarlo.

Hay también una serie de **tensiones mecánicas** en el cuero cabelludo y el cabello que pueden causar la pérdida del cabello, como el tipo de peinado, cepillado, horquillas, pinzas, gomas y sombreros. También hay que tener en cuenta, los tintes, mechas, champús y lacas.

La **alopecia postparto**. Alrededor de dos a cinco meses después de tener un bebé, la mujer de repente puede empezar a perder pelo. La pérdida de cabello puede continuar durante varios meses, pero al final hay una restauración completa y normal del cabello. La causa no está clara.

Cuando se efectúa **presión continuada** en la cabeza del bebé si la cabeza se apoya continuamente en un área, puede producirse alopecia. Lo mismo puede ocurrir en adultos confinados en cama que descansan la mayor parte del tiempo con presión en la parte posterior de la cabeza o persistentemente en una zona de la cabeza.

La **fiebre** o cualquier otra enfermedad grave asociada con fiebre prolongada, puede dar lugar a la consiguiente pérdida de cabello.

Las enfermedades, particularmente las asociadas con la pérdida de peso, lo cual significa una mala nutrición, también pueden causar alopecia. Esto incluye el **cáncer** del tipo linfoma. La tuberculosis y la sífilis rara vez pueden causar alopecia.

Algunos pacientes tienen **enfermedades autoinmunes** como el lupus eritematoso sistémico. La alopecia es un signo de diagnóstico útil para esta enfermedad y se manifiesta en más del 50% de los pacientes.

La **tiña** de la cabeza, lo cual es una infección micótica (hongos) del cuero cabelludo, puede causar una pérdida localizada de un parche de pelo que se asemeja a la alopecia areata, pero en este caso tiene escamas y otros cambios que el médico puede identificar.

Ciertas **prácticas de belleza** pueden llevar a la pérdida del cabello. Los estilos del pelo que causan que el cabello quede tirante de forma constante causa alopecia de tracción, especialmente con el pelo estirado hacia atrás de la línea de implantación frontal, como en la cola de caballo, copete, etc. En estos casos se puede observar cómo el pelo estirado contribuye a un retroceso de cabello. La alopecia se puede producir cuando se alisa el cabello con un peine caliente o se usa vaselina caliente, planchando o empleando agua muy caliente. Esto hace que el daño térmico llegue al folículo del pelo y, eventualmente, puede conducir a la destrucción irreversible de algunas zonas.

Ciertas técnicas pueden dañar el eje del pelo, pero no van a afectar el crecimiento del cabello. Se puede considerar al eje del pelo como un pedazo de madera muerta. Puede llegar a estar seco y agrietado o roto si no se cuida debidamente, o si se somete a productos químicos agresivos, por ejemplo, pelo blanqueado y colorantes.

Muchos **medicamentos** pueden causar pérdida del cabello. Los más comunes son aquellos que se utilizan para la quimioterapia, en el tratamiento del cáncer, particularmente la doxorrubicina y la ciclofosfamida. Si estos medicamentos se recetan, los médicos advierten a los pacientes de antelación.

Los medicamentos utilizados para tratar la presión arterial alta, angina de pecho y el exceso de colesterol, los utilizados para tratar la artritis (penicilamina, Indocin, Naprosyn y metotrexato), la enfermedad de Parkinson (levodopa), cualquier otro medicamento que tiene andrógenos, tales como los esteroides anabolizantes, utilizados a menudo por los atletas y culturistas o el Danocrine utilizado para tratar la endometriosis en las mujeres, provoca la pérdida del cabello, así como los anticonceptivos orales.

Estos medicamentos no siempre tienen este efecto secundario, ya que muchos pacientes los usan sin pérdida de cabello.

Protección contra el sol

Protección UV.

Todos somos conscientes de los riesgos que nos enfrentamos al exponer nuestra piel a los rayos del sol. Si bien el cáncer de piel no es una preocupación para el cabello, el sol puede dañar el cabello con una exposición prolongada. Los rayos UVA y UVB tienen el poder de dañar el cabello de la cutícula en la estructura interna del cabello.

Los signos de daño solar para el cabello pueden incluir:

> Cambio en el color del pelo.
> Cabello seco y quebradizo.
> Cabellos rotos o con puntas abiertas.
> Pelo muy rizado.
> Debilitamiento y adelgazamiento del cabello.

Caspa y caída del cabello

Una causa que se sabe provoca caída del cabello, es la caspa. Se trata de escamas de la piel que se desprenden del pelo y se deposita en los hombros, pudiendo ser leve o severa.

Al igual que el resto de la piel, el cuero cabelludo también elimina las células viejas. Normalmente, las células son tan finas que nadie lo nota, pero suelen agruparse para producir la caspa. En realidad, es una forma leve de dermatitis seborreica, un trastorno del cuero cabelludo.

La caspa es muy común y cuando se hace se piensa en dermatitis seborreica. Es un trastorno causado por la formación excesiva de sebo, la secreción de las glándulas sebáceas de la piel. La irritación es debida a la caspa, la producción de escamas secas o grasosas, pudiéndose producir manchas rojas en el cuero cabelludo con escamas grandes y, a veces una cresta de espesor. El problema se agrava por la sudoración. Además, el sebo contiene compuestos que son potentes para quitar el cabello.

En Ayurveda se conoce como la caspa darunaka. La piel en el cuero cabelludo se cuartea, se vuelve áspera, seca y con comezón, debido al aumento de kapha y vata juntos.

'Daruna' es una palabra que define la dureza, mientras que Arunshika hace referencia a una pequeña úlcera con muchas aberturas que se manifiestan en la piel del cuero cabelludo debido a kapha rakta. Los síntomas de la dermatitis seborreica se asemejan a los síntomas de Arunshika.

¿Se puede curar la pérdida del cabello?

La caída del cabello, es decir, khalitya, se puede curar con los tratamientos adecuados, si es temporal en su origen, aunque lo más sensato es prevenirla, lo que se logra mediante una dieta adecuada y modificaciones en la conducta sobre calidad de vida.

Por ejemplo:

- Las frutas y hortalizas se deben tomar en abundancia, mejor crudas, para facilitar el suministro de vitaminas, minerales y enzimas.

- Las alteraciones endocrinas como el hipertiroidismo, los trastornos que resultan en la formación de un exceso de hormonas masculinas (andrógenos), las enfermedades autoinmunes como el lupus eritematoso sistémico, etc., deben ser adecuadamente gestionadas y resolverlas.

- No realice una dieta drástica para perder peso, ya que causa daños a la salud y afectará también al cabello. Hay que volver a una nutrición adecuada que proporcione la suficiente proteínas y calorías necesarias, para recuperar el crecimiento normal del pelo.

- Evite la tensión, el estrés, las preocupaciones, la ira, etc., en la medida de lo posible.

- No causar tensión mecánica en el cabello tirando, prensado, etc. Ciertas prácticas, como el afeitado drástico del pelo, o los tintes enérgicos, producen daño al cabello.

- Evite que le corten el pelo tirando hacia atrás los pelos de la línea de implantación frontal. Aunque de momento no se caigan, lo harán días después y no se crea si le dicen que un champú se lo solucionará.

- No utilice peines calientes o agua muy caliente para los pelos.

- Tenga cuidado también con los ejes, el inicio, del pelo, que deben mantenerse con la lubricación adecuada. Evite la sequedad o formación de grietas en el cuero cabelludo.

- No use sustancias químicas corrosivas (champús enérgicos) sobre el cuero cabelludo.

- Si hay caspa debe eliminarla. Una alta ingesta de grasa como la leche entera, mantequilla, nata, chocolate, queso, etc., a menudo empeoran la condición de la caspa.

- Los medicamentos que pueden causar caída del cabello (que se mencionaron en otro capítulo) deben ser reemplazados, pero sólo después de consultar al médico.

- Los medicamentos para la caída del cabello tienen que ser tomados en las primeras etapas, porque si todo el cabello se ha caído y los folículos están cerrado, poco se puede hacer.

CAPÍTULO 5

PATRONES DE ALOPECIA

ALOPECIA ANDROGENÉTICA

La alopecia androgenética en los hombres es lo que se conoce como calvicie de patrón masculino, que se caracteriza por la pérdida del cabello que empieza en la parte delantera del cuero cabelludo y se aleja hacia atrás en el tiempo, y el pelo en el centro del cuero cabelludo que adelgaza y se cae. En las mujeres, el adelgazamiento y la caída son más uniformes. Las mujeres que desarrollan alopecia androgenética pueden estar sufriendo de síndrome del ovario poliquístico.

Hay varios conceptos erróneos sobre este tipo de pérdida de cabello, así que vamos a profundizar en ellos:

Mitos	Hechos
La pérdida de cabello se hereda del padre.	Los genes de ambos. La Alopecia androgenética está genéticamente ligada al adelgazamiento del cabello.
La pérdida de cabello de patrón femenino está causa por una menstruación anormal.	La menstruación no afecta al crecimiento del cabello. La evaluación hormonal sólo es necesaria si la paciente también está experimentando períodos menstruales irregulares, infertilidad, hirsutismo, acné quístico, virilización, o galactorrea.

La pérdida de cabello suele comenzar entre las edades de 12 y 40.	No hay una edad definida que pueda influir en el crecimiento del cabello.
El lavado frecuente o el uso de tintes, afecta al crecimiento del pelo.	Solamente si se trata de productos muy abrasivos.

ALOPECIA FEMENINA

La calvicie de patrón femenino implica un patrón típico de pérdida del cabello en las mujeres,
Los anuncios para el tratamiento de la calvicie y la pérdida de cabello en los hombres no se pueden malinterpretar. Estos anuncios pueden llevar a creer que la pérdida de cabello es generalmente un problema que afecta a los hombres. Sin embargo, el hecho es que hasta dos tercios de las mujeres padecen pérdida del cabello en algún momento de sus vidas. Afortunadamente, la pérdida del cabello en las mujeres no suele dar lugar a la calvicie completa, como es frecuente en los hombres.

Los estrógenos

El papel de los estrógenos en el crecimiento del cabello - al menos en los seres humanos- no está claro. Tanto los estrógenos orales como los tópicos, son prescritos por los médicos para tratar la pérdida de cabello en las mujeres, aunque no existen estudios controlados que lo apoye.
La doctora Vera H. Price, una investigadora que examinó la pérdida del cabello y los tratamientos para

los dos tipos más comunes de la pérdida del cabello -alopecia androgenética y la alopecia areata-, advierte que las mujeres que eligen utilizar anticonceptivos orales para tratar la pérdida de pelo deben tener cuidado de seleccionar uno con poca o ninguna actividad androgénica, tales como norgestimato o diacetato etinodiol. Además, advierte de que las mujeres con alopecia androgenética no deben usar la testosterona o sus precursores de andrógenos como la DHEA.

Causas

La razón por la cual el nuevo cabello no crece en la calvicie de patrón femenino no se entiende bien, pero puede estar relacionado con:

Envejecimiento y cambios en los niveles de andrógenos (hormonas masculinas). Por ejemplo, después de llegar a la menopausia, muchas mujeres encuentran que el cabello en su cabeza es más delgado, mientras que el pelo en su cara es más grueso.

Historial familiar de calvicie de patrón masculino o femenino.

Ruptura del cabello (a causa de los tratamientos, torsión o tracción del cabello, o anomalías en el tallo del pelo que están presentes desde el nacimiento).

Ciertas enfermedades de la piel que llevan a la cicatrización de los folículos pilosos.

Anomalías hormonales, como la testosterona en exceso, o exceso de hormona tiroidea o muy poca.

Deficiencia de hierro.

Medicamentos como la quimioterapia y los beta bloqueadores.

Caída temporal del cabello (efluvio telógeno) después de una enfermedad grave, cirugía o embarazo.

Deficiencia de vitaminas del grupo B (como la biotina)

Intoxicación por metales pesados.

Signos

El pelo adelgazado es diferente de la calvicie de patrón masculino. El cabello se adelgaza principalmente en la parte superior y la corona del cuero cabelludo. Por lo general, comienza con una ampliación por la parte del pelo central, pero la línea de implantación frontal permanece.
La pérdida de cabello rara vez progresa hacia la calvicie total o casi total, como puede suceder en los hombres, no existiendo llagas en la piel o picazón en el cuero.
Hay crecimiento anormal de cabello nuevo, como en la cara o entre el ombligo y el pubis, con otros cambios en los períodos menstruales, agrandamiento del clítoris y acné.

Tratamiento tradicional de la alopecia femenina

A pesar de que algunas mujeres tienen crecimiento normal del pelo en la cara o el resto de sus cuerpos, muchas de ellas tienen problemas con la pérdida de cabello en el cuero cabelludo. Esto es generalmente debido a los altos niveles de andrógenos que se encuentran hasta en un 40 a un 70% de las mujeres. Al igual que la testosterona puede causar que un hombre pierda su cabello, los niveles anormalmente altos en las mujeres tendrán el mismo efecto. La gran diferencia entre la pérdida del cabello en el varón y la alopecia androgénica en mujeres es que en las mujeres el folículo del pelo permanece vivo. Esto aumenta la probabilidad de que la terapia de pérdida de cabello vaya a funcionar y causar el crecimiento de cabello nuevo. No obstante, la pérdida de cabello en la calvicie de patrón femenino es permanente, si no se trata. En la mayoría de los casos, la pérdida del cabello es de leve a moderada.

Remedios químicos

Algunas mujeres encuentran sin receta tratamientos eficaces, especialmente preparados multivitamínicos que indudablemente ayudarán a recuperar el cabello.

Para la alopecia androgénica, los medicamentos que actúan directamente en las hormonas sexuales generalmente son los primeros a considerar. Las **píldoras anticonceptivas** son a menudo eficaces para revertir algunos de los cambios hormonales que contribuyen a la alopecia, pero hay que valorar los efectos secundarios. La recomendación es emplear productos naturales que induzcan a que el organismo elabore sus propias hormonas.

Se emplean la **espironololactona** y la píldora anticonceptiva como terapia más eficaz para controlar el exceso de andrógenos.

La **finasterida** es un medicamento prescrito para inhibir el crecimiento de la próstata en hombres de edad avanzada. Funciona evitando que la testosterona se una a los receptores de los folículos pilosos. En mujeres es imprescindible unirlo a un anticonceptivo oral, debido a los posibles efectos dañinos en el embarazo.

La **flutamina** posee efecto anti-androgénico que impide que los andrógenos interactúen con sus receptores en los folículos pilosos. No se utiliza comúnmente debido al riesgo potencial de toxicidad.

La **metformina** puede corregir un problema con resistencia a la insulina, común en pacientes con alopecia. Además de regular los niveles de glucosa, la insulina hace que el hígado disminuya la producción de una molécula clave conocida como globulina que se une a las hormonas sexuales. La testosterona es transportada en la sangre por la SHBG (globulina ligadora o transportadora de hormonas sexuales) cuando la molécula está presente. Si una cantidad reducida de SHBG está disponible, más testosterona libre está en la sangre. También se cree que los altos niveles de insulina puede aumentar la cantidad de andrógenos que el ovario y las suprarrenales producen.

Los trasplantes de cabello quitan pequeños mechones de cabello de áreas donde el cabello es más grueso, y se colocan en áreas que presentan calvicie. Esto puede causar pequeñas cicatrizaciones donde el vello se elimina, y conlleva un leve riesgo de infección de la piel. Se necesitan muchas sesiones de trasplante, que puede ser costoso. Sin embargo, los resultados suelen ser excelentes y permanentes. El uso de implantes de cabello hechos de fibras artificiales fue prohibido por la FDA debido a la alta tasa de infección.

No se recomienda la sutura de las piezas de cabello en el cuero cabelludo, ya que pueden dar lugar a cicatrices, infecciones y abscesos del cuero cabelludo.

Las extensiones de cabello, postizos, o un cambio en el peinado, pueden disimular la pérdida del cabello y mejorar su apariencia. Esto es a menudo la forma menos costosa y más segura para hacer frente a la calvicie de patrón femenino.

ALOPECIA INFANTIL

La caída del cabello (alopecia) es un síntoma aterrador y frustrante para los padres, sobre todo porque en realidad no esperan que los niños pierdan el cabello. Por desgracia, la pérdida del cabello es un síntoma común, incluso en niños. En muchos casos, la pérdida de cabello es temporal y el pelo del niño vuelve a crecer.

Causas

Muchas personas piensan que una de las causas clásicas de la pérdida del cabello infantil es que está asociada a cáncer. Aunque esto sin duda puede causar pérdida del cabello, por lo general los tratamientos contra el cáncer, como la quimioterapia o radioterapia son la causa de la pérdida del cabello y no el cáncer.

El efluvio telógeno es otra causa clásica de la caída del cabello en los niños, pero esta alteración es a menudo mal entendida por los padres. Los niños con efluvio telógeno a menudo han tenido una enfermedad reciente, por lo general con fiebre alta, o han sido sometidos a cirugía, pérdida repentina de peso, o incluso un estrés emocional, y de repente se pierde un montón de pelo entre las seis semanas y tres meses más tarde.

Los niños con efluvio telógeno siguen perdiendo el pelo, a menudo en grupos grandes durante unas pocas semanas o meses, hasta el punto de que su pelo puede ser notablemente más delgado. Pero entonces el pelo comienza a crecer de nuevo en unos seis meses sin tratamiento. Se piensa que esta pérdida de cabello se produce porque el factor estresante original, empuja el cabello del niño en una fase de reposo o latente, en lugar de su fase de crecimiento más habitual que le haría más largo. A continuación, se cae hasta que el pelo nuevo crece y luego sigue las fases de crecimiento normales para el cabello.

Otras causas comunes de pérdida de cabello en los niños y adolescentes incluyen:

La **tiña** del cuero cabelludo (tinea capitis) es una de las causas más comunes de pérdida de cabello, pero es a menudo fácil de reconocer por las señales encontradas en el cuero cabelludo, incluyendo una lesión circular de color rojo, pérdida del cabello, y una frontera con descamación que puede causar picazón. Los signos y síntomas de la tiña del cuero cabelludo pueden ser más sutiles, y declararse sin escamas o picazón y pelos rotos en lugar de la caída del cabello.

Las **infecciones** bacterianas pueden ocasionar algo de pérdida de pelo que parece similar a la tiña de la cabeza, pero que es causada por la bacteria estafilococo aureaus.

La **alopecia por tracción** es común en niños que usan trenzas apretadas o colas de caballo y en recién nacidos y lactantes que pierden el pelo en la parte posterior de su cabeza de frotarlo contra su cuna.

Los **tirones** de pelo o las caricias intensas pueden ser un hábito en el propio niño, al igual que chuparse el dedo, el chupete, o el roce de una manta. Por lo general se detiene cuando los niños tienen alrededor de dos o tres años, aunque algunos siguen tirando de ello hasta que tienen de tres a cinco años de edad. Aunque se puede pasar por alto este hábito, a veces causa alguna pérdida de cabello.

La **tricotilomanía** se cree que está relacionada con el trastorno obsesivo compulsivo y se define como un niño o un adolescente que compulsivamente se arranca el cabello, que siente la tensión antes de tirar o cuando trata de resistir la tracción pero siente placer, gratificación o liberación cuando se tira de los pelos. Estos niños tienen pérdida perceptible de pelo y con frecuencia necesitan tratamiento de un psiquiatra infantil y/o psicólogo infantil que sea especialista en tricotilomanía.

Este trastorno puede desarrollarse incluso en la madurez y no es por razones estéticas (como la configuración de las cejas con pinzas) y, a menudo provoca malestar. En la actualidad, se cree que aproximadamente el 1,5% de los hombres y el 3,5% de las mujeres en los Estados Unidos tienen tricotilomanía.

Aunque puede comenzar a una edad temprana (menores de 5 años de edad), muchas veces el niño deja de hacerlo cuando se inicia tan temprano. Cuando tirar del pelo comienza más tarde en la vida, en la preadolescencia o la adolescencia, puede ser más persistente y aún más en la edad adulta.

Las personas con tricotilomanía en ocasiones se arrancan no solamente el pelo de la cabeza, sino que también lo hacen de las pestañas, cejas, y/o otras partes del cuerpo, como las axilas, pubis, el mentón, el pecho o zonas de las piernas. A veces, la enfermedad se hace casi por costumbre y tirar del pelo se efectúa de forma inconscientemente. Otras veces, la condición es más compulsiva y se hace conscientemente.

Se trata de una patología que puede ir y venir, detenerse unos días o incluso meses, para luego volver a aparecer. Incluso hay evidencia de que alguien puede tirarse de los pelos mientras duerme. Se trata de un problema complicado que puede manifestarse de forma diferente dependiendo de la persona.

Causas

Nadie sabe a ciencia cierta qué causa esta alteración psicológica en apariencia, aunque parece que hay fuerzas biológicas, así como del comportamiento, de aprendizaje y componentes psicológicos en su desarrollo. A veces, la tricotilomanía se produce en los niños que tienen ansiedad, depresión mayor, trastorno obsesivo-compulsivo o la enfermedad de Tourette (movimientos repetitivos e involuntarios).

En la actualidad, el trastorno se clasifica como un trastorno de control de los impulsos. Los niños pueden tener una necesidad incontrolable de arrancarse el pelo, o tirar de él de forma inconsciente, mientras se realizan otras actividades, como ver la televisión.

En ocasiones la tricotilomanía se convierte en un problema para un adolescente, pues se hace con tanta frecuencia que deja parches de cabello. Se trata de un problema estético, y los adolescentes pueden pasar un montón de tiempo y esfuerzo tratando de ocultar el cabello perdido. Las chicas pueden optar por peinados elaborados o sombreros para cubrir manchas de pelo de la cabeza que le falta, pero los chicos tienen más problemas para ocultarlos. A veces, los marcadores de rimel o las espumas colorantes, son utilizados por los adolescentes para dar color a las áreas donde el cabello ha sido retirado.

Los adolescentes son a menudo avergonzados por el problema y, a veces niegan que lo hagan deliberadamente y se resisten a recibir ayuda. Además, pueden enfrentarse a las burlas de sus compañeros, que ayudan a generar su vergüenza.

Otro, aunque poco frecuentes, pueden incluso comerse el pelo que se arrancan. Si el cabello se come demasiado, estas bolas de pelo deben ser eliminadas con cirugía. El tirar del pelo también puede conducir a la infección de la piel que queda traumatizada por la tracción. De forma extrema, la repetición de arrancarse el pelo puede conducir a la pérdida permanente del pelo.

El tirarse del pelo no es sólo un problema para el adolescente que lo está haciendo. Puede causar problemas en algunas familias, como padres frustrados que han recurrido a castigar al hijo por el comportamiento o incluso sobornar con regalos para detenerlo. Otros hermanos pueden sentirse resentidos por la atención que el niño con la tricotilomanía requiere. No obstante, lo que los padres hagan para detenerlo no ocasiona diferencia, y lo más frecuente es que pueden sentirse impotentes para ayudar a su niño si él no lucha por evitarlo. Al no existir una causa clara para este trastorno, puede generar confusión y desazón en los padres. No saben si acudir a un dermatólogo, pediatra o psiquiatra.

Si al niño le faltan mechones de cabello, hay que comenzar por acudir a su pediatra y posteriormente al dermatólogo, pues hay enfermedades como la tiña del cuero cabelludo que hacen perder el pelo al peinar los cabellos.

De no tratarse de una causa física, la terapia cognitivo-conductual realizada por un terapeuta calificado es una forma altamente recomendada para tratar el trastorno. Durante la terapia, el adolescente aprenderá acerca de la enfermedad, así como formas de controlar el impulso de arrancarse el pelo o evitar tirar del pelo que hace de forma inconsciente. Los medicamentos, particularmente los que actúan sobre la serotonina, se han mostrado eficaces para la tricotilomanía, aunque no han sido rigurosamente probados en niños o adolescentes para este trastorno. El pediatra debe delegar en el psiquiatra el uso de esta medicación.

La **alopecia areata** se piensa que es un trastorno autoinmune (el sistema inmunológico del niño ataca a los folículos pilosos) que causa la pérdida total del cabello en parches redondos u ovalados en el cuero cabelludo de un niño o otra parte del cuerpo. A diferencia de la tiña, el cuero cabelludo involucrado en los parches redondos de la alopecia areata es completamente liso, sin enrojecimiento. Los tratamientos incluyen inyecciones de esteroides y algunos medicamentos tópicos (como el minoxidil, crema de antralina o cremas con altas dosis de esteroides). Afortunadamente, el crecimiento del cabello a menudo se produce espontáneamente.

La **alopecia totalis** y la **alopecia universal** son similares a la alopecia areata, excepto en que el niño pierde todo el pelo del cuero cabelludo (alopecia total) todo el vello corporal (alopecia universalis). Las posibilidades de éxito del tratamiento y la regeneración del cabello tienen menos de alopecia total y la alopecia universal de lo que son para la alopecia areata. Un dermatólogo pediátrico puede ayudar a tratar al niño con alguno de estos trastornos. Además de los tratamientos ya mencionados para la alopecia areata, otros tratamientos pueden incluir la terapia de luz ultravioleta (PUVA), esteroides orales o ciclosporina oral.   Sin embargo, una peluca de alta calidad es a veces el mejor tratamiento.

Otras causas de la pérdida del cabello en los niños

Además de la tiña, tirones de cabello, alopecia por tracción, y las otras causas que se han mencionado, otros menos comunes de pérdida de cabello pueden incluir:

1. Trastornos de la glándula tiroides, incluyendo tanto el hipotiroidismo como el hipertiroidismo.
2. Enfermedades como el lupus eritematoso sistémico, diabetes mellitus o la anemia por deficiencia de hierro, desnutrición, toxicidad de vitamina A.
3. Las anomalías estructurales del cabello, generalmente se traducen en la rotura fácil y el cabello seco y quebradizo.
4. Adelgazamiento del cabello o pérdida del pelo como efecto secundario de medicamentos como el Depakote empleado en el síndrome bipolar.

CAPÍTULO 6

ALOPECIA AREATA

La alopecia areata es una enfermedad que provoca la rápida aparición de parches redondos de calvicie. Las personas afectadas a menudo están en buen estado de salud.

Se caracteriza por la rápida aparición de la pérdida del cabello en un área bien definida. Cualquier superficie con cabello puede ser afectada, pero la más notable es en el cuero cabelludo.

La alopecia areata se especula que es una afección en la cual el sistema inmune ataca por error a los folículos pilosos. Suele comenzar con una o más zonas pequeñas, redondas y lisas de calvicie en la cabeza y con el tiempo pueden causar la pérdida total del cabello o incluso en todo el cuerpo (conocida como alopecia universal).

Afecta a hombres y mujeres por igual y aproximadamente el 2% de la población en general, incluyendo más de 5 millones de personas en los Estados Unidos, tienen alopecia areata.

Este tipo de pérdida de pelo aparece en varios grados de severidad, desde pequeños parches redondos de pérdida del cabello que vuelven a crecer sin tratamiento médico, a la pérdida crónica, e incluso la pérdida de todo el pelo en el cuero cabelludo o el cuerpo. Puede aparecer a cualquier edad, aunque ocurre con más frecuencia en niños y adultos jóvenes.

La Alopecia total es la pérdida del 100% del pelo del cuero cabelludo.

La Alopecia universal es la pérdida del 100% del vello corporal.

Estas dos últimas condiciones son muy raras y en la mayoría de los pacientes, el cabello volverá a crecer por completo dentro de 1 año sin tratamiento alguno.

Otras enfermedades que pueden confundirse con la alopecia areata son:

Efluvio telógeno -pérdida de cabello generalizada causada por el embarazo, ciertas drogas, fiebre alta, o el estrés.

Alopecia androgénica -también conocida como calvicie de patrón masculino.

Tricotilomanía –tirar un arrancarse el pelo por un trastorno psicológico.

Sífilis secundaria - causando una calvicie "apolillada" en el cuero cabelludo.

Causas

La causa por la cual se produce no se conoce completamente y aunque en ocasiones se asocia con otras enfermedades, la mayoría de las veces no lo es. Existen varias hipótesis sobre las causas de la alopecia areata y sabemos que los factores genéticos parecen jugar un papel importante, ya que hay una mayor frecuencia de antecedentes familiares de alopecia areata en las personas que se ven afectadas.

La alopecia areata parece tener también un factor autoinmune que causa que el paciente desarrolle anticuerpos contra diferentes estructuras del folículo piloso. Ciertos productos químicos que forman parte del sistema inmune llamadas citoquinas, pueden jugar un papel en la alopecia areata al inhibir el crecimiento del folículo piloso. Algunos estudios muestran que el estrés emocional también puede provocar alopecia areata.

La pérdida de cabello se debe a que los folículos del pelo en una zona concreta entran en la fase de telógeno o catágena, el final del crecimiento del vello. En la fase catágena el folículo del pelo deja de crecer y en la fase de telógeno se cae. Normalmente, los pelos están pasando por estas etapas al azar y aquellos que crecen en el resto de la cabeza superan en número a los pelos que se caen. En la alopecia areata, algo hace que todos los pelos en un área determinada entren en la fase de telógeno o catágena, al mismo tiempo.

Aproximadamente en una quinta parte de las personas que desarrollan la enfermedad, hay una historia familiar.

Los factores genéticos parecen jugar un papel importante, ya que hay una mayor frecuencia de antecedentes familiares de alopecia areata en las personas que se ven afectadas. Es común la creencia de que un hombre tiene más probabilidades de tener pérdida de cabello si su abuelo materno también la tenía.

Aunque podría ser hereditaria, no sabemos realmente cómo, pero se analizan las siguientes posibilidades:

Un problema con un solo gen que puede o no puede afectar a todos los varones de la misma familia.

Un problema con un par de genes que están relacionados con los cromosomas sexuales.

Un problema con múltiples genes.

Una persona que experimenta pérdida de cabello puede tener un historial familiar de pérdida de cabello a cada lado de la familia, sea materna o paterna. Por otro lado, puede que no haya antecedentes familiares de pérdida de cabello. La buena noticia es que si tiene a alguien en su familia que tiene pérdida del cabello, esto no significa que usted tendrá pérdida del pelo, también. Algunos estudios muestran que el **estrés emocional** también puede provocar alopecia areata.

Aparición

El parche característico de la alopecia areata suele ser redondo u ovalado, y es completamente calvo y sin problemas. En ocasiones, se puede ver algo similar a un "signo de exclamación" en el margen del parche debido a los pelos rotos y cortos que se estrechan en la base. Si tiramos un poco de estos pelos, se caerán. Algunas personas pueden experimentar un ligero ardor u hormigueo en el área de pérdida de cabello.

El avance de la alopecia areata es impredecible. Algunas personas pierden el pelo en tan sólo un pequeño parche, pero otros pueden tener una participación más amplia.

Tratamiento tradicional

Hay varias opciones de tratamiento para la alopecia areata. El más común es la observación. Si el parche de pérdida de cabello es pequeño, es razonable observar y permitir que el cabello vuelva a crecer por sí mismo.

El tratamiento de este tipo de pérdida de cabello incluye terapias tales como los glucocorticoides, la inmunoterapia tópica, antralina, o modificadores de la respuesta biológica, tales como el Minoxidil. Ha sido utilizado para promover el crecimiento del pelo y ha mostrado resultados cosméticamente aceptables en el 30% de los casos. Aunque no detiene el proceso de la enfermedad, mejora parcialmente la estética.
La elección del tratamiento depende de la edad, así como del grado de pérdida de cabello. Los casos más leves suelen tener una mayor mejoría con el tratamiento que los casos graves. Por desgracia, en ningún caso se ha logrado restaurar completamente el cabello en los pacientes.

La opción más común es aplicar un esteroide tópico fuerte como la betametaxona al parche, pero pueden ser necesarios varios meses para que el pelo vuelva a crecer con este método. Otra opción terapéutica es combinar la inyección del esteroide, como Celestone (betametaxona) en la piel del cuero cabelludo en cuestión con otras sustancias. El nuevo crecimiento inicial del vello puede ser percibido en 4-8 semanas y los tratamientos se repiten cada 4-6 semanas. El principal efecto secundario del uso de esteroides es el adelgazamiento de la piel.

Otro tipo de tratamiento está diseñado para producir una dermatitis de contacto o irritación en el lugar, aparentemente estimulando el crecimiento del cabello. El irritante más común se llama antralina. Algunos estudios sugieren usar en combinación minoxidil y antralin.

Finalmente, como una medida para cuando todo lo anterior falla, los rayos PUVA pueden ser utilizados como tratamiento. Se conoce como fotoquimioterapia y consiste en tomar un tipo de medicamento llamado psoraleno dos horas antes de la exposición medida a la luz ultravioleta de onda larga (UVA). Este tratamiento se utiliza con mayor frecuencia en los casos graves de psoriasis y vitíligo. El inicio de la regeneración del cabello puede necesitar 40-80 tratamientos y la regeneración completa hasta 1-2 años.

CAPÍTULO 7

TRATAMIENTO CONVENCIONAL DE LA ALOPECIA COMÚN

Algunos médicos no creen en el tratamiento de la alopecia, incluso, porque la enfermedad no se considera médicamente "peligrosa", y porque el nuevo crecimiento del pelo y la remisión se pueden esperar en la mayoría de los casos.

En los pacientes alopecia con enfermedad extensa, muchos (8 a 45%) tienen algún rebrote positivo con el uso de la solución al 5% de minoxidil, pero el tratamiento debe ser continuo a fin de promover y mantener el rebrote.

Los tratamientos farmacológicos que se utilizan a veces incluyen los corticoesteroides inyectados en el área afectada. Aunque este tratamiento no ha sido ampliamente estudiado, un estudio encontró que el 92% de los pacientes con pequeñas cantidades de pérdida de cabello habían tenido algún rebrote, y el 61% de los pacientes con alopecia total tuvo un rebrote.

Los esteroides tópicos se utilizan también en algunos pacientes, y la crema de acetónido de fluocinolona al 0,2% y la crema de dipropionato de betametasona al 0,05%, proporcionaron algunos resultados en los estudios de rebrote.

De vez en cuando, en los casos en que la alopecia aparece de repente y extensivamente, los corticosteroides orales se pueden utilizar, con el fin de intentar disminuir o detener la alopecia. Algunos médicos, sin embargo, no han encontrado resultados con este tratamiento, e incluso cuando el éxito se ha logrado, los pacientes tienen recaídas después de interrumpir la terapia. Las dosis necesarias para obtener resultados son lo suficientemente altas que aparecen efectos adversos secundarios.

La ciclosporina oral se utiliza en algunos pacientes, y todos han experimentado algún rebrote al tomar este medicamento, y la mitad de ellos han tenido un nuevo crecimiento cosméticamente aceptable. La suspensión del medicamento casi siempre desencadena una recaída, sin embargo, no hay evidencia de que la ciclosporina por vía oral pueda disminuir o evitar definitivamente la pérdida de cabello.

Consejos

Ponerse un sombrero o gorro para evitar la exposición del cabello a los rayos del sol. La mayoría de ellos proporcionan una protección del 100%. Hay quienes utilizan en sustitución champús y acondicionadores de protección UV. No son la mejor opción y cualquier cosmético será insuficiente. Si bien algunos se anuncian adecuados, necesitará al menos un índice de 10 a 15 en productos para el cabello.
Si quiere una protección solar elaborada en casa, basta con diluir 2 cucharaditas de una crema protectora de 25 con una taza de agua. Con un atomizador, rocíe el producto en el cabello húmedo antes de peinarlo. Para

protección adicional, puede vaporizar varias veces durante el día.

Mantenga su cabello húmedo. Debido a que el sol descompone las proteínas del cabello (queratina), es importante utilizar un tratamiento de acondicionamiento profundo con proteínas o queratina.

No al alcohol, agua oxigenada, zumo de limón, y los productos para aclarar el cabello. Revise las etiquetas y evite productos para el cabello que contengan altos niveles de alcohol o peróxido.

CAPÍTULO 8

TRATAMIENTO NATURAL DE LA ALOPECIA

La duración del tratamiento suele ser:

Alopecia común de 3 a 6 meses.
Alopecia areata (parches) de 12 a 18 meses.
Alopecia areata en fase de gran actividad, de 12 a 24 meses.
Alopecia androgénica de 9 a 12 meses.
Alopecia difusa de 9 a 12 meses.
Tellogen efluvio de 6 a 12 meses.
Pérdida de cejas de 9 a 12 meses.
Crecimiento del cabello en niños desnutridos de 9 a 12 meses.
Pérdida debida a la quimioterapia a los 6 meses de la caída.

Remedios naturales

En la mayoría de las personas con alopecia areata, el cabello normalmente vuelve a crecer dentro de un año sin ningún tratamiento. Los siguientes son algunos remedios naturales que se han explorado para la alopecia areata y común.

Aceites Esenciales

Un estudio doble ciego, controlado con placebo, evaluó el uso de una combinación de aceites esenciales o un aceite placebo en 86 personas con alopecia areata. El aceite fue una mezcla de tomillo, romero, lavanda y cedro en una mezcla de aceites portadores de jojoba y de semilla de uva. Con este aceite se dieron a diario masajes en el cuero cabelludo. El grupo control utilizó sólo los aceites portadores para su masaje, también todos los días.

Después de 7 meses, 19 (44%) de 43 personas que utilizaron la mezcla de aceites esenciales, mostraron una mejoría en comparación con el 6 (15%) de 41 personas en el grupo control. Aunque no hubo efectos secundarios, se considera que la aplicación tópica de aceites esenciales puede causar reacciones alérgicas en algunas personas.

Un aceite esencial contiene compuestos aromáticos de una planta, siendo los responsables del olor de la planta. Se encuentran más frecuentemente en las flores y hojas, atribuyéndoles propiedades terapéuticas.

Precauciones:

Los aceites esenciales son muy concentrados y potentes. Incluso pequeñas cantidades pueden causar daño si se usan inadecuadamente.

No aplicar los aceites esenciales sin diluir directamente sobre la piel, debido a que son muy concentrados y pueden dar lugar a una quemadura.

Los aceites esenciales son absorbidos por la piel, por lo que el uso en exceso puede resultar en una sobredosis.

Asegúrese de almacenar los aceites esenciales fuera del alcance de los niños.

No se lleve los aceites esenciales a los ojos, la nariz o las orejas. Lávese bien las manos después de usarlos. Si se trabaja con aceites esenciales puros, es posible que necesite obtener los guantes desechables de látex (o alternativos).

No tome aceites esenciales internamente sin diluir de manera habitual.

Pruebe los productos de aromaterapia (tales como lociones o cremas) mediante la aplicación de una cantidad muy pequeña en el brazo. Para los aceites esenciales puros, añadir una gota de 2,5 ml (o 1/2 cucharadita) de aceite vegetal y aplicarlo a su brazo. Si el área se pone roja, o si hay ardor o comezón, lave el área y no utilizar ese producto.

Las personas con enfermedad hepática o renal sólo deben utilizar los aceites esenciales bajo la guía de un profesional cualificado. Una vez absorbido en el torrente sanguíneo, los aceites esenciales se eliminan por el hígado y los riñones.

Jugo de cebolla

Un estudio publicado en la revista Journal of Dermatology examinó la efectividad del jugo de la cebolla o un placebo en personas con alopecia. Veintitrés personas con alopecia areata aplicaron el jugo de cebolla dos veces al día durante dos meses, y 15 personas emplearon agua del grifo dos veces al día durante dos meses.

La gente en el grupo de la cebolla comenzó a experimentar el crecimiento del cabello después de dos semanas de tratamiento. A las cuatro semanas, el crecimiento del cabello se observó en 17 (73,9%) personas y en seis semanas, el crecimiento del cabello se observó en 20 (86,9%) personas. La mejoría fue significativamente mayor entre los hombres. En el grupo de control, la regeneración del cabello se hizo evidente en sólo 2 personas en 8 semanas.

Hipnosis

Un estudio preliminar exploró el uso de la hipnosis en el crecimiento del cabello y el bienestar de las personas con alopecia. En el estudio participaron 28 personas con alopecia areata extensa, alopecia total, o alopecia universal que no respondieron a los tratamientos convencionales anteriores.

Después del tratamiento con hipnosis, todos los pacientes tenían una puntuación significativamente más baja para la ansiedad y la depresión. La regeneración del cabello del 75% al 100% se observó en 12 personas después de 3 a 8 sesiones de hipnoterapia. La regeneración total ocurrió en 9 de estas 12 personas. De cada 5 personas, se produjo una recaída significativa.

No hubo mayores limitaciones a este estudio, sin embargo, como el grupo era pequeño y faltaba un grupo placebo, el hecho es que el estudio no fue doble ciego.

Plantas medicinales uso interno

ALFALFA *(Medicago sativa)*

Botánica:
Herbácea vivaz de la familia de las leguminosas. Resulta difícil de asimilar que una planta empleada como alimento para los caballos sea al mismo tiempo un excelente plato para la cocina humana. Esta leguminosa enriquece el suelo donde crece al fijar el nitrógeno en el suelo, por lo que siempre es útil sembrarla en las tierras de cultivo.

La alfalfa que se utiliza para el consumo humano no contiene la gruesa fibra que la recubre, imposible de digerir salvo por los rumiantes.

Partes utilizadas:
Se emplean los brotes frescos o la planta entera.

Composición:
Esteroides, biocanina y genisteína. Contiene calcio, fósforo, magnesio, cloro, sílice, aluminio, potasio, azufre, sodio y la mayor parte de las vitaminas, incluidas la K y la U. También aminoácidos como la fenilalanina, arginina, leucina, treonina, lisina y valina, así como sustancias estrogénicas.

También es rica en lipasa, coagulasa, invertasa, amilasa, emulsina, peroxidasa, proteasa y pectinasa, lo cual le da unas extraordinarias propiedades en la digestión de los alimentos.

Usos medicinales:
Antihemorrágica, antiulcerosa, estrogénica, Su mejor aplicación son las semillas germinadas, procedimiento

por el cual se multiplican por cinco sus propiedades nutritivas. La planta entera, debidamente pulverizada y eliminada la fibra bruta, es digestible por el hombre y muy útil para el tratamiento de la caída del cabello, la anemia, las hemorragias de cualquier tipo (incluso como preventivo) y el tratamiento del colesterol. Es un excelente remedio para el tratamiento de las úlceras gastroduodenales, las gastritis y para estimular el apetito.

Otros usos:

Por su contenido estrogénico mejora las disfunciones hormonales en la mujer, especialmente en la menopausia, constituyendo así un elemento nutritivo mucho más inocuo que el administrar estrógenos sintéticos.

Fortalece el hígado, mejora la anemia, estimula la glándula pituitaria y posee acción contra los hongos. Reduce los dolores de la artrosis, el exceso de colesterol, la retención de líquidos y posee sustancias que neutralizan el cáncer de colon.

Purifica el aliento.

Toxicidad:

No tienen toxicidad, pero no administrar de manera continuada cuando exista riesgo de trombosis, ni en presencia de Lupus eritematoso o Pancitonemia.

Las semillas no se deben comer pues contienen canavanina, salvo que ya estén germinadas.

MIJO *(Lithospermum officinale)*

Botánica:

Se trata de una planta gramínea que posee granos brillantes, ligeramente aplastados y cuyo color puede oscilar entre el blanco y el negro. Sabemos que su cultivo data al menos 5.000 años. Esta planta herbácea perenne tiene un rizoma corto, tallo erguido ramificado y en las axilas de las hojas aparecen pequeñas flores blancas. Toda la planta se halla recubierta de un áspero vello.

Sus frutos hay que recolectarlos a mano cuando los vemos brillar, pues su color blanco destaca sobre sus verdes hojas. Se sacude entonces toda la planta para recoger las semillas en un trapo y se esperan a que estén totalmente secas.

Recolección:
Cuando se recolectan los granos están recubiertos de una cascarilla de color amarillo, rica en celulosa y lignina, en cuyo interior se encuentra el grano que representa el 61% del peso total.

Partes utilizadas:
Se emplean las semillas.

Composición:
Mucílago, sílice, fenoles, rutina, quercetina y vitaminas.

Usos medicinales:
Diurética y vitamínica. Para estimular el crecimiento del pelo y como energético en personas de gran desgaste físico. En infusión hay que molerlas antes para que se absorban sus principios medicinales. Con las hojas secas se prepara un sucedáneo del té muy nutritivo y con el pigmento rojo de rizoma se colorea la mantequilla y algunos licores.

Otros usos:

Tiene un ligero efecto anticonceptivo, aunque aún no se sabe el motivo.

Contiene una enzima (una diastasa muy activa) que actúa sobre las materias grasas.

Es muy diurética y se emplea en las afecciones de las vías urinarias y contra la formación de cálculos renales.

Toxicidad: no tiene

ECLIPTA ALBA *(Eclipta prostrata L.)*

Botánica:

Comúnmente conocida como falsa margarita, yerba de Cartago, y Bhringraj, es una planta perteneciente a la familia de las asteráceas, también llamada 'kehraj' y se encuentra ampliamente distribuida en toda la India, China, Tailandia y Brasil.

Usos medicinales:

En la medicina ayurvédica, el extracto de la hoja se considera un tónico para el hígado de gran alcance, rejuvenecedor, y especialmente bueno para el cabello. Un tinte negro obtenido a partir de Eclipta alba se utiliza para teñir el pelo y elaborar tatuajes.

También para el pie de atleta, el eccema, la dermatitis, la alopecia, las picaduras de alacrán y como antídoto contra la mordedura de serpiente en China y Brasil.

En estudios recientes, se ha demostrado más eficaz que el minoxidil para promover el crecimiento del cabello.

Otros usos:

En el Ayurveda la planta se considera un rasayana para la longevidad y el rejuvenecimiento. Estudios recientes han demostrado que tiene una profunda acción antihepatotóxica, así como una actividad cardioprotectora.

Produce alivio completo sintomático en el dolor epigástrico, y en las náuseas y vómitos en los pacientes con úlcera gástrica. También es una de las 10 flores llamadas como "Dasapushpam" (diez flores favorables) en Kerala, el estado sureño de la India.

En Taiwán, la planta entera se utiliza como remedio para el tratamiento de la hemorragia, hemoptisis, hematuria y la picazón, la hepatitis, la difteria y la diarrea; en China, como una hierba de refrigeración y de restauración, que apoya a la mente, los nervios, el hígado y los ojos.

SAW PALMETTO *(Serenoa repens, sabal serrulatum)*

Botánica:

Originaria de los desiertos del sur de los Estados Unidos. Se trata de una palmera enana originaria de América del Norte, especialmente a lo largo de la costa atlántica de Georgia y Florida. Gran parte de la popularidad es como remedio para la caída del cabello y la calvicie.

Composición:

Acido antranílico, aceite graso, flavonoides, carotina y sustancias tánicas. Los ingredientes activos se cree que se encuentra en las bayas de color marrón-negro de la planta.

Usos medicinales:

A pesar de que todavía no sabemos exactamente cómo funciona, se cree que puede bloquear una enzima (5-alfa-reductasa) que permite que la hormona testosterona se convierta a otra hormona, la dihidrotestosterona, un factor clave que contribuye a la aparición y progresión de la alopecia androgénica y la hiperplasia benigna de próstata. Se ha encontrado que afecta a los niveles de hormonas sexuales como la testosterona y los estrógenos.

Especialmente indicada en la hipertrofia de próstata, en la inflamación y en los adenomas. Se ha convertido en un tratamiento aceptado para los síntomas asociados a la hiperplasia benigna de próstata (conocida como hiperplasia prostática benigna o HPB).

También en la irritación de vejiga y el epidídimo después de aplicar un catéter. Posee un marcado efecto antiandrogénico periférico, por lo que impide la fijación de la dihidrotestosterona a nivel de los receptores tisulares prostáticos. Es también un remedio herbario para la calvicie llamada alopecia androgénica o masculina y de patrón femenino. Este tipo de pérdida de cabello es típicamente mayor en la parte superior de la cabeza o alrededor de las sienes. Es eficaz en el hirsutismo femenino.

Otros usos:

Enuresis del anciano, cistitis y micción dolorosa. Por vía oral, los extractos de la palma enana parecen inhibir el proceso hormonal que ha sido la causa más reconocida de la alopecia androgénica.

La palma enana americana era un remedio popular usado por los nativos americanos para el tratamiento de enfermedades urinarias en los hombres y de la mama en las mujeres.

Algunos hombres que tomaron la palma enana americana han informado de disfunción eréctil, sensibilidad en los senos o ampliación, y cambios en el deseo sexual, aunque otros estudios parecen indicar que el efecto es potenciador y no depresivo.

SOJA *(Glycine max)*

La soja puede ayudar a mantener el pelo en varias formas: Se utiliza en muchos champús comerciales como un producto de limpieza suave del cuero cabelludo (que contiene surfactantes naturales y astringentes), y también trabaja internamente. Contiene inositol, así como otros elementos como el beta-sitosterol, que se han demostrado que inhiben la pérdida de cabello.

Por otra parte, la soja tiene propiedades medicinales hipocolesterolemiantes, por lo que su consumo de manera habitual, contribuye a eliminar el colesterol de la sangre. También ayuda a mejorar la circulación sanguínea, disminuyendo la presión arterial.

La soja tiene propiedades digestivas, por lo que mejora el estreñimiento y las digestiones lentas. Ayuda y previene la osteoporosis, no tanto por su alto contenido en calcio, como por su acción estrogénica y su riqueza en aminoácidos.

TÉ VERDE *(Camelia sinnensis)*

Botánica:
El té pertenece a la familia Teácea. Es un pequeño árbol perenne que puede llegar a medir 5-10 m de alto en estado salvaje, aunque cuando se cultiva no suele sobrepasar los 2 m de altura. Sus lanceloladas y agudas hojas de color verde oscuro, se disponen alternas y miden generalmente entre 5-10 cm de largo por 2-4 cm. de ancho; una de las características que tienen estas hojas es que son dentadas en sus 2/3 partes superiores. La parte de la planta empleada con fines terapéuticos son las hojas. Tiene unas delicadas flores de color blanco crema o rosáceo, que desprenden un agradable aroma. Son pequeñas y se disponen de forma solitaria o en grupos de 2 o 3 flores.

Recolección:
Para que el crecimiento del té sea óptimo, requiere suelos bien drenados, ricos en materia orgánica y con un pH ligeramente ácido. En cuanto a la temperatura, lo ideal es que oscile entre 14-27°C (aunque es un árbol de hoja perenne, no tolera las heladas). Necesita sol y abundante agua.

Composición:
Polifenoles.

Partes utilizadas:
Las hojas.

Usos medicinales:
Posee propiedades antioxidantes, anticancerígenas, antiinflamatorias, termogénicas, probióticas y antimicrobianas. Se emplea en la distrofia muscular, las

cardiopatías, y para frenar el desarrollo de los tumores en general al inhibir la acción de la uroquinasa. El té verde consumido regularmente (o aplicándolo en el cuero cabelludo) puede producir un nuevo crecimiento significativo. Las investigaciones demuestran que los polifenoles del té pueden ayudar a reducir la alopecia androgénica.

Toxicidad:
Las propias de la cafeína.

OTROS

Investigadores japoneses han aislado sustancias químicas llamadas oligómeros como la procianidina de la manzana (Malus domestica) y la cebada (Hordeum vulgare), que han demostrado en laboratorio y la vida real como estimulantes del crecimiento del cabello hasta en un 300 por ciento.

Nutrientes

Internamente también es recomendable tomar Jalea real, por su riqueza en ácido pantoténico, así como germen de trigo, levadura de cerveza y soja germinada.
Entre las vitaminas más necesarias están la A y todo el complejo B.

LEVADURA DE CERVEZA

Conocida desde hace más de cinco mil años, se utilizaba ampliamente en Mesopotamia y Egipto como bebida refrescante y nutritiva. Sus resultados fueron tan satisfactorios que se aplicaba en numerosas enfermedades como medicamento exento de efectos secundarios.

En el siglo XIX, Louis Pasteur investigó sobre ella y la encontró rica en microorganismos de apenas una micra, los cuales clasificó como hongos con capacidad para fermentar líquidos.

Uno de estos hongos, el Saccharomyces cerisae, es el más activo de todos y su siembra fermentará rápidamente si se hace en un medio estéril.

Una vez detenida la fermentación, la levadura será tratada para conservar sus cualidades vivas y se lavará en agua fría para su posterior secado con aire rico en oxígeno. Una vez finalizado este proceso, guardará sus cualidades alimentarias durante casi 18 meses, pudiendo llegara a contener hasta 33 mil millones de células vivas por gramo. El resultado es un producto de color amarillo-dorado, en forma de escamas, y que previamente desamargado tiene agradable sabor.

Composición
(Por 100 gramos)

Prótidos:
45 gramos, con una riqueza en aminoácidos esenciales importante, que le confieren un valor biológico de 80 y una disponibilidad superior incluso a la leche.

Entre los aminoácidos que contiene están: arginina (2,7), lisina (3,5), histidina (1,3), treonina (2,8), fenilalanina (2,4), triptófano (0,8), leucina (3,7), isoleucina (2,1), valina (2,4). Un factor, de entre otros muchos, que hace que la levadura de cerveza sea un alimento extraordinario es que los 23 aminoácidos que contiene se ingieren al mismo tiempo, en un plazo no superior a tres horas, salvo los ocho esenciales que se absorben poco a poco.

Hidratos de carbono:
35 gramos, los cuales suministran energía inmediata si la levadura tiene rota su pared de celulosa por un secado correcto.

Lípidos:
2 gramos, con una proporción de grasas saturadas-insaturadas de 7 a 1 en favor de las insaturadas.

Vitaminas:
Se considera a la levadura de cerveza como la fuente de vitaminas más importante que tenemos y entre ellas se encuentran la B-1, B-2, ácido nicotínico, ácido pantoténico, ácido para-aminobenzoico, B-6, inosina, biotina, ácido fólico, algo de B-12 y D2.
Tomadas por separado, las vitaminas del grupo B pueden crear inconvenientes ya que la ingestión masiva de una de ellas puede provocar desequilibrios en las otras, como ocurre cuando se administran dosis altas de B-1 o B-6. Su asociación, por el contrario, refuerza la acción de todas ellas y así, el ácido pantoténico asociado con la B-2 hace que esta última pueda tener su acción beneficiosa,

cosa que no ocurre cuando se la administra en solitario. Así mismo, la vitamina B-2 apoya al inositol y le protege.

Las bacterias intestinales que fabrican otras vitaminas del grupo B (se conocen cerca de 30, de las cuales apenas conocemos su acción completa), necesitan todas del ácido pantoténico para poder cumplir su misión.

Los estudios sobre estas levaduras han descubierto la relación que existe en ciertos animales cuyos intestinos tienen un crecimiento demasiado lento de levaduras, el hígado hipertrofiado, la anemia y la cantidad de bilis. También han constatado que la cantidad de bilis indispensable depende de la cantidad de vitamina B-12 abastecida mediante el aporte alimentario. Esta misma deficiencia de bilis provoca a su vez carencias de vitaminas liposolubles (E, K, F y A).

Supongamos que nos esmeremos en encontrar periódicamente nuestras vitaminas B-2 y B-1. Si la aportación de estas es insuficiente para la formación de algunos enzimas indispensables para la asimilación de azúcares y féculas, podemos decir que nuestros esfuerzos son vanos. Una baja en la producción de enzimas ricos en niacina provocaría una asimilación defectuosa de vitaminas B-1 y B-2.

En definitiva, tomar aisladamente vitaminas del grupo B, y no hay que olvidar que en muchos preparados farmacéuticos vienen así, ni nos puede asegurar su absorción ni queda asegurada la ausencia de efectos secundarios. Las vitaminas deben ser tomadas tal y como se encuentran en los alimentos, esto es, conjuntamente y en las proporciones que el organismo puede asimilar.

Parece ser, además, que las vitaminas sintéticas no pueden pretender la sustitución de las combinaciones naturales ideales de vitaminas y proteínas, ya que para ello se requieren una cantidad grande de elementos, muchos de ellos contenidos en cantidades ínfimas, los cuales deben acompañar siempre a cualquier vitamina. Utilizar, por tanto, alimentos naturales es la única manera de asegurarnos nuestra ración diaria de vitaminas.

Otros nutrientes

Además de la riqueza en vitaminas y aminoácidos esenciales, la levadura de cerveza posee un contenido alto de minerales y oligoelementos que son igualmente indispensables; participando junto a los demás nutrientes en la provocación de reacciones fisiológicas que asegurarán una asimilación perfecta de todos los alimentos.

Se han encontrado cantidades considerables de sodio, magnesio, hierro, zinc, fósforo, yodo y cobre. Lo mismo que los demás elementos, estos minerales se encuentran en las proporciones adecuadas para no causar daños por exceso y, lo más importante, unidos entre sí y otros nutrientes que le aseguran su absorción.

Propiedades

Las acciones beneficiosas de la levadura de cerveza son muy extensas, entre las que destacamos:

- La regeneración de la flora intestinal alterada por los antibióticos, toxinas o deficiencias nutritivas.
- Protección al hígado y la vesícula biliar aumentando su capacidad de expulsar bilis.
- Acción antimicrobiana especialmente en el aparato digestivo.
- Estimulación de la glándula tiroidea.
- Purificación de la sangre y regeneración celular.
- Mejor defensa contra las agresiones exteriores y tóxicas.
- Efecto rejuvenecedor en la piel, pelo y uñas.
- Aumento del tono y desarrollo muscular.
- Restablecimiento de las funciones glandulares deprimidas.
- Como restaurador de la piel en enfermedades como el acné, las úlceras eczemas y cicatrices.
- Efecto antialopécico intenso.
- En prostatitis, varices, hemorroides y enfermedades circulatorias.
- Como suplemento energético en deportistas.
- Para mejorar la hipertensión, la pérdida de memoria y las enfermedades hepato-biliares.
- Como suplemento nutritivo en diabetes y diarreas.
- Para mejorar el estreñimiento.
- En cualquier problema de tipo nervioso, como ansiedad, irritabilidad o nerviosismo.

No obstante estas cualidades hay que tener en cuenta que el aprovechamiento digestivo de las levaduras no es perfecto, ya que los jugos gástricos no puede atacar y disolver con eficacia la membrana celulósica externa que recubre a la levadura. Para que esto no ocurra la mayoría de los laboratorios provocan la ruptura de esta capa externa mediante el simple hecho de secarla, por lo que es normal que los envases contengan la indicación de "levadura seca". De esta manera su absorción llega ya al 95%, al menos en cuanto a su contenido en proteínas, ya que las vitaminas se pierden parcialmente en este proceso. Hay empresas que comercializan una forma llamada "levadura viva", la cual parece ser que contiene las ventajas de la seca -no existe la capa celulósica- pero los microorganismos están todavía activos.

ÁCIDO PANTOTÉNICO
Vitamina B-5

Funciones orgánicas:
Sabemos que este componente vitamínico es necesario para la desintoxicación de las sustancias indeseables que se encuentran en los alimentos y para neutralizar los venenos y drogas que podamos ingerir, entre ellos el alcohol.
Es un poderoso estimulante celular que actúa en el crecimiento del cabello, piel y pigmentos, mejorando además la función hepática. Estimula la producción de anticuerpos y regula todo el sistema defensivo y energético. Está involucrado en el metabolismo de los fosfolípidos y en la síntesis de la hemoglobina.
Se absorbe bien por vía intestinal, ya sean sus sales o en dilución alcohólica, aunque hay ciertos antagonistas, como el ácido salicílico que impiden su aprovechamiento, mientras que se puede mejorar su

absorción uniéndolo al resto de las vitaminas del complejo B y a los oligoelementos cobre y azufre.

Enfermedades carenciales:

El "síndrome de los pies calientes" observado en los soldados que peleaban en las trincheras y en los prisioneros de guerra, era habitual en épocas ya lejanas, aunque se dan formas más benignas en la actualidad en países tropicales o en los meses de calor.

Junto a estos ardores en la planta del pie aparecen otros síntomas como dolores de cabeza, fatiga, alteraciones en la coordinación motora de los músculos, pinchazos difusos, calambres musculares y alteraciones gastrointestinales.

También es normal que estos síntomas vayan asociados a taquicardia, hipotensión y crisis de hipoglucemia, por lo que es importante ajustar la dosis de insulina en los diabéticos.

En otros individuos y aunque no ha podido ser demostrado en todas las personas afectadas por carencia de esta vitamina, se han registrado casos de alopecia (caída del cabello) y pérdida del pigmento capilar con aparición prematura de las canas. También, degeneración del sistema nervioso que puede originar convulsiones, rinitis hemorrágica de repetición en los meses de verano, distensión abdominal con atrofia y úlceras gástricas, y con frecuencia degeneración grasa del hígado.

Otros casos aislados hablan de necrosis hemorrágica en las glándulas suprarrenales, anemia hipocrómica a causa de una síntesis pobre de la hematina y hasta reabsorción de los fetos en los primeros meses del embarazo, aunque este efecto se da con frecuencia en los animales y no en el ser humano. Por último, se registraron casos aislados de vascularización de la córnea y trastornos óseos durante el crecimiento, quizá porque la carencia de pantotenato nunca se da aislada.

Otras alteraciones que pueden darse son anorexia, dolores en las extremidades, desvanecimientos con hipotensión y taquicardia y alteraciones en el comportamiento como depresión e irritabilidad.

Las necesidades diarias en los trastornos carenciales son de 10 mg diarios y para cubrir las demandas en personas sanas bastan con 5 mg.

Aplicaciones ortomoleculares:

Aplicado tópicamente se utiliza con cierto éxito para el tratamiento de la alopecia, las úlceras por decúbito y las varices, así como para el sudor de pies y el ardor de la planta, especialmente cuando está asociado a irritaciones interdigitales.

En dosis de 100 mg/día por vía intramuscular es muy útil para restablecer la movilidad intestinal después de las operaciones quirúrgicas, así como para eliminar los ardores intensos de estómago y las úlceras gástricas.

También en forma local y en forma de pastillas para chupar, se utiliza con éxito en afecciones faríngeas que cursan con ardores e inflamación y en las estomatitis, así como después de las extracciones dentarias para mejorar la cicatrización. En forma de pomada acelera la cicatrización de la piel en las quemaduras y suaviza la piel irritada en los niños pequeños.

Es eficaz para prevenir y curar las intoxicaciones por estreptomicina, especialmente en los trastornos neurológicos y auditivos que se pueden dar.

También se puede probar en enfermedades como el *parkinsonismo*, las depresiones, las neuritis, los procesos reumáticos y las alteraciones del sistema nerviosos central.

Aunque no exista seguridad en su eficacia, es normal emplearlo en todas las alteraciones del cuero cabelludo (alopecia, caspa, seborrea, eczemas, dermatitis y canas), asociada generalmente a otras vitaminas, aminoácidos y oligoelementos.

BIOTINA
Vitamina H, vitamina B8

Promueve un sistema nervioso saludable, piel y músculos; la coenzima actúa en el metabolismo de la glucosa y las grasas. Ayuda a la utilización de las proteínas, ácido fólico, ácido pantoténico, y Vitamina B-12, favorece un pelo saludable.

Funciones orgánicas:

Tiene un papel importante como coenzima en el metabolismo de los hidratos de carbono, proteínas y grasas, interviniendo en numerosas reacciones vitales, muchas de ellas solamente comprobables en los animales. Entre estas acciones están el catabolismo de los aminoácidos leucina e isoleucina, la metabolización del Coenzima A, la carboxilación del ácido pirúvico, la formación de la citrulina, sustancia intermedia en la síntesis de la urea y en la formación del ácido aspártico, siendo un constituyente esencial en la formación del protoplasma.

También es indispensable para el aprovechamiento normal de las grasas y ciertas albúminas y se le atribuyen propiedades que fortalecen los bronquios y pulmones, interviniendo con el ácido nicotínico en la curación de la Pelagra.

Se ha notado cierta dependencia en el suministro de Biotina, especialmente en los niños.

En el hombre se pueden encontrar estados carenciales que tienen una sintomatología consistente en dolores musculares y cansancio, unido a seborrea y furunculosis, pudiendo degenerar en psoriasis.

La dermatitis es otro rasgo característico de la avitaminosis, la cual se manifiesta como descamatoria, con prurito, escamas y grasienta. Hay despigmentación en el pelo y piel, pérdida de la piel alrededor de los ojos primero y después en todo el cuerpo, llegando a notarse alteraciones en los genitales y malformaciones embrionarias.

Todas estas alteraciones son muy normales en los animales pero menos frecuentes en los humanos, los cuales suelen padecer dermatitis benignas que ceden pronto al tratamiento. Estas patologías se centran en las extremidades, son de aspecto escamoso, seco y grisáceo y es normal el cansancio, la apatía y la anemia.

En los niños hay dermatitis seborreica, eritrodermia descamativa y anemia, apareciendo cierto retraso físico y mental, con alopecia, conjuntivitis y defectos de la inmunidad en los linfocitos.

Su déficit produce alteraciones en el funcionamiento de todas las células y tejidos corporales, que se manifiestan en un marcado decaimiento de energía en el cerebro los que produce trastornos del estado de ánimo, cansancio crónico y depresión; en el deterioro y caída de cabello causando alopecia; en la piel ocasionando dermatitis seborreica, exfoliativa y eczema; en la lengua provocando inflamación (glositis).

La insuficiencia de biotina suele también producir desordenes neuromusculares como mialgia y fibromialgia (dolores musculares), anemia, incremento de colesterol sanguíneo, alteraciones del ritmo cardiaco, depresión de las funciones inmunológicas, alteración de la digestión y metabolismo de macro-nutrientes y malformaciones congénitas.

En cuanto a su acción específica para el caballo, su deficiencia puede llevar a un adelgazamiento del cabello, y tomar suplementos de biotina o lavar el cabello con champú enriquecido con biotina puede engrosarlo y estimular el crecimiento.

Aunque no hay mucha evidencia de su efecto para el tratamiento de la alopecia, de acuerdo con el Instituto Nacional de Salud (NIH) se recomienda su uso. Existen mejores pruebas sobre su acción en los niños afectados por alopecia areata. Por ejemplo, un estudio de 1999 publicado en Dermatología Pediátrica encontró que tomar suplementos que contengan zinc y biotina, así como la aplicación tópica de una crema hecha con propionato de clobetasol (una hormona esteroide sintético), puede ayudar a reducir la pérdida del cabello asociada con la alopecia infantil.

Los fabricantes de champú que contienen biotina lo recomiendan para engrosar el cabello, aumentar la sensación de plenitud, y añadir brillo.

No existen unas necesidades diarias establecidas, pero los defensores de la biotina a menudo recomiendan tomar 5.000 mcg de biotina en forma de suplemento diario con el fin de fortalecer los ejes del pelo.

Aunque la deficiencia de biotina es rara, puede ocurrir en personas que beben alcohol en exceso o que consumen una gran cantidad de clara de huevo cruda (que contiene una proteína –la avidina- que bloquea la absorción de la biotina).
La alteración genética de la deficiencia de la biotina, la dermatitis seborreica infantil, y la extirpación quirúrgica del estómago, también pueden incrementar la necesidad de biotina.

Síntomas de carencia:

Los síntomas incluyen adelgazamiento del cabello, una erupción cutánea de color rojo (especialmente alrededor de los ojos, la nariz y la boca), depresión, cansancio, alucinaciones y hormigueo en los brazos y las piernas.

La mayoría de las personas pueden satisfacer sus necesidades diarias de biotina mediante el consumo de alimentos ricos en biotina como la levadura de cerveza, el hígado, la coliflor, el salmón, los plátanos, zanahorias, yema de huevo, sardinas, legumbres y setas.

Las necesidades diarias son difíciles de precisar ya que las bacterias intestinales la sintetizan en grandes cantidades, eliminando por orina el sobrante, siendo la cantidad normalmente ingerida de hasta 300 mg diarios. Sin embargo, en los estados carenciales apenas se utilizan más de 5 mg/día por vía intramuscular, produciéndose una respuesta espectacular en pocos días.

Aplicaciones ortomoleculares:

Alteraciones de la piel y el cabello.
Previene o alivia la depresión y la apatía.
Interviene en la formación de la glucosa a partir de los carbohidratos y de las grasas, y ayuda a la insulina a regular los niveles de azúcar en la sangre. Trabaja en conjunto con la insulina para regular el azúcar en la sangre, por lo que es importante para los diabéticos.
Incrementa la producción endógena de RNA, favoreciendo la expresión genética por lo que probablemente reduzca o revierta el ritmo de envejecimiento y la aparición de las enfermedades degenerativas.
Por su papel para prevenir malformaciones congénitas y probablemente enfermedades genéticas.

ÁCIDO PARAAMINOBENZOICO
P.A.B.A. Factor H

Características:

El PABA es un aminoácido aromático que se cree forma parte de las vitaminas del grupo B, el cual tiene una importancia vital en el metabolismo celular. En presencia de las sulfamidas, los gérmenes que habitualmente viven en el intestino (flora intestinal saprofita), no distinguen éstas del ácido PABA que les es vital y mueren, provocando multitud de trastornos.

Además de su misión en asegurar una flora intestinal bacteriana sana, parece influir en el funcionamiento de diversas glándulas endocrinas y en la formación del ácido fólico.

Derivado del ácido benzoico, a esta sustancia amarillenta, cristalina, ligeramente hidrosoluble, se la considera una vitamina B por su presencia en el hígado y la levadura de cerveza.

Debido a su gran eliminación y poca capacidad de acumularse en el organismo, hay que darlo en dosis altas en los posibles estados carenciales, llegando incluso a los dos gr/día si se quieren lograr concentraciones en sangre útiles. Después de los tratamientos con sulfamidas y aureomicina es imprescindible administrarlo para restablecer la flora intestinal, teniendo especial precaución en no emplearlo simultáneamente ya que quedaría anulada la acción del antibiótico. Solamente en caso de alergia demostrada se hará necesario administrarlo conjuntamente.

Aplicaciones ortomoleculares:

Dado que no se conocen carencias específicas del PABA, nombraré otras patologías en las cuales se ha demostrado ser activo, aunque quizá en tratamientos prolongados y dosis altas.

Envejecimiento, según la terapia de la doctora Aslan, la cual lo utiliza con éxito unido a la procaína.

Es un potente y eficaz fungicida aplicado en la piel, a la cual protege actuando contra la mayoría de los hongos.

Tiene un interesante papel en la fertilidad humana, mejorando la libido y corrigiendo las amenorreas recientes.

Provoca un aumento pasajero de la temperatura cutánea, por lo que está indicado en personas especialmente sensibles al frío.

Tiene una utilidad especial en la Fiebre de las Montañas Rocosas, en el Tifus exantemático y en el tratamiento de las Rickettsiosis, así como en ciertas leucemias y en todas las enfermedades en las cuales son útiles los salicitatos, ya que aumenta la concentración sanguínea de éstos.

También se le emplea con éxito moderado en afecciones como vitíligo (despigmentación cutánea), canicie precoz, alopecia, dermatitis ampollosa, seborreas y fibrositis.

Localmente es muy útil para el Pie de atleta y las tiñas inflamatorias.

Últimamente se ha demostrado su gran utilidad en el tratamiento sintomático y resolutorio de las enfermedades exantemáticas infantiles, tales como el sarampión, la rubéola y la escarlatina, así como en la psoriasis.

HOMEOPATÍA

Se recomiendan cinco gránulos una vez al día, siempre media hora antes del desayuno, dejándolos disolver debajo de la lengua.

La dilución será en función de la antigüedad e intensidad de la enfermedad: dosis medias (7-9 CH) para los casos recientes, y dosis altas 15-200 CH para los casos graves y consolidados.

LYCOPODIUM CLAVATUM *(Pie de lobo)*

Patogenesia

Actúa sobre la mayoría de las funciones y órganos humanos, especialmente hígado y vías respiratorias superiores.

Características de la enfermedad

Se da en personas delgadas, de tórax poco desarrollado, con piernas delgadas y rostro envejecido. Suelen ser inteligentes, vivaces, anoréxicos, cerebralmente activos y con frecuentes dolores de cabeza. Su inteligencia ágil les hace ser malhumorados, autoritarios y despreciativos, aunque en el fondo no tienen confianza en sí mismos. Se les considera antisociales, hipersensibles y con tendencia fácil al llanto y a la misantropía.

Les gustan los dulces y aunque tienen hambre, enseguida se hartan con pocos bocados. Padecen frecuentemente hinchazón estomacal, malas digestiones, estreñimiento y dolores hepáticos.

Por la noche se les reseca la nariz, se les inflama con frecuencia la amígdala derecha y su piel está arrugada y con el cabello gris prematuramente.

Les huele el sudor casi siempre, no soportan a su familia, especialmente a los niños, padecen con frecuencia arenillas renales, enuresis cuando son niños e impotencia de adultos. Las mujeres suelen tener la vagina reseca y con varices.

Mejora: el movimiento, el aire fresco y los alimentos calientes.

Empeora: por la tarde, al levantarse y con el calor.

Aplicaciones

De aplicación en la litiasis renal, la prostatitis, la impotencia, falta de libido, la vaginitis, así como en la psoriasis, las úlceras duodenales, las afecciones hepato-biliares, la anorexia y el exceso de colesterol.

En los niños es muy eficaz en los vómitos por acetonemia y en la enuresis. También en varices, úlceras varicosas relacionadas con el hígado y debilidad general.

Los problemas sexuales que van unidos a la alopecia, son una buena indicación para el lycopodium.

Otras aplicaciones
Faringitis crónica, tumefacción de los ganglios linfáticos, abdomen tenso e hinchado, fístulas y acumulación de moco en las vías respiratorias inferiores.

Complementos médicos: finasteride, Sildenafilo.
Complementos naturales: Saw palmetto, Ginkgo Biloba, Maca, DHEA.
Utilización en psiquiatría: Falta de confianza en sí mismo, que la resuelve huyendo o atacando a través de actitudes que le permite ocultar el sentimiento de su incapacidad. Externamente se muestra orgulloso, arrogante, rígido y pretencioso.

En resumen
Personas con carácter colérico o melancólico que padecen enfermedades de garganta y del tracto intestinal. Disfunción eréctil y alopecia.

SILÍCEA *(Sílice)*

Patogenesia
Afecta al desarrollo en general y al óseo en particular, al sistema nervioso y a los ganglios linfáticos. Es una sal tisular que se encuentra en la sangre, pelo, uñas y piel.

Características de la enfermedad
Son personas delgadas, débiles, malnutridas y muy sensibles al frío, que tienen fragilidad capilar, manchas blancas en las uñas, sudor fuerte en los pies y poca fortaleza ligamentosa. Suelen ser niños de vientre

abultado, con frente amplia, mirada vivaz y con ganglios linfáticos siempre abultados. Hay dolor de cabeza que llega hasta el ojo derecho, como si la cabeza fuera a explotar, nariz obstruida, pérdida del olfato, estreñimiento y menstruaciones muy intensas.

Les afecta especialmente el frío, el cual penetra hasta los huesos y les produce sensaciones dolorosas. Son niños con poca energía, delgados y raquíticos, con las fontanelas abiertas más tiempo del normal, los cuales tardan mucho en aprender a caminar. Les afecta mucho la vacunación, no les gusta la leche de la madre y mejoran con el calor y el tiempo seco. Tienen la piel pálida, con facilidad para las heridas y la supuración, siendo habitual las otitis, sinusitis, los pies húmedos y las uñas frágiles.

Su carácter es de ideas fijas, muy miedosos, se agotan enseguida y pese a que son eficaces en el trabajo nunca se sienten satisfechos. Aunque inteligentes tienen dificultad en concentrarse en los estudios y su gran cansancio psíquico les impide estudiar lo suficiente.

Las mujeres padecen estreñimiento antes y después de la menstruación y se agotan mucho durante el coito, padeciendo, además, cefaleas en la nuca y en el ojo derecho. Tienen oleadas de frío durante los días del período.

Aplicaciones

Para casos de raquitismo y poco desarrollo óseo y dental. Parásitos intestinales y reacción posvacunal. En la tendencia al enfriamiento y las infecciones invernales, así como en el aumento de los ganglios linfáticos.

Para mejorar el carácter y el rendimiento escolar, lo mismo que para corregir el miedo y la timidez. En las afecciones de piel, uñas y fístulas, cabello débil y quebradizo, en los pies helados y sudorosos, las paperas, los forúnculos y el acné.

Otras aplicaciones
Tuberculosis cutánea, dermatitis, fístulas anales, ganglios linfáticos aumentados.

Complementos médicos: extractos hepáticos, vitamina D y calcio.
Complementos naturales: sílice, cola de caballo, ortiga verde.
Utilización en psiquiatría: En especial enfermos muy nerviosos, irritables, tímidos, miedosos y con poca confianza en sí mismos que padecen crisis de ansiedad. Su crecimiento es lento, las fontanelas cierran mal, son tercos, ansiosos, sensibles al frío y se cansan de todo, pero no quieren que les consuelen.

En resumen
Jóvenes delgados, débiles, con alopecia prematura y con gran laxitud ligamentosa. Abdomen hinchado, raquitismo y falta de concentración mental.

Acidum phosphoricum CH12
Thallium aceticum CH6

ARSENICUM IODATUM *(yoduro de arsénico)*

Se emplea en la tuberculosis pulmonar, derrames pleurales, exantemas pruriginosos, erupciones escamosas del cuero cabelludo, caída del cabello juvenil o infantil, psoriasis, acné o vaginitis. También en el asma de naturaleza alérgica.
El individuo sensible se siente débil, suda por las noches y adelgaza.

Sinergia: Aconitum (mentalidad). Phosphorus, Rhus toxicodendrom, Lachesis (toxemia).
En una evolución desfavorable, Phosphorus y Carbo vegetabilis, son los remedios más próximos de Arsenicum y vienen a ser sus complementarios más satisfactorios.

TRATAMIENTO NATURAL LOCAL

Ajo y cebolla

El ajo y la cebolla contienen ácido oleico, un agente antialopécico natural. Las investigaciones demuestran que los extractos tópicos de cebolla o ajo pueden ayudar a estimular el crecimiento del cabello perdido en la alopecia areata.

BARDANA *(Arctium lappa)*

Botánica:
Planta de la familia de las compuestas, de raíz robusta, tallo ramoso y hojas anchas y rugosas. De flores purpúreas, en cuyas cabezuelas está encerrado un involucro provisto de brácteas ganchudas que le permiten pegarse al pelo de los animales (agarra ropas). Se encuentra en lugares áridos no cultivados.

Recolección:
En pleno verano.

Partes utilizadas:
Se emplean las raíces.

Composición:
Tiene polienos, ácidos alcoholes, taninos e inulina, además de un principio antibiótico eficaz contra el estafilococo dorado en la raíz. Las hojas, artiopicrina, calcio y magnesio.

Usos medicinales:
Antidiabética, depurativa y antibiótica. Es uno de los mejores depurativos que existen, pudiéndose emplear indistintamente por vía oral o tópica con el mismo éxito. Es eficaz, por tanto, en el acné, dermatosis, vitíligo, psoriasis, caída del cabello y como antibiótica en la mayoría de las infecciones, aunque de manera especial en amigdalitis y sarampión. Tiene igualmente propiedades insuperables contra la gota, la eliminación del ácido úrico y la diabetes. Se le atribuyen propiedades antitumorales dignas de ser tenidas en cuenta. Produce un aumento benéfico de la sudación y es eficaz en las enfermedades febriles. Externamente es el tratamiento de

elección en las dermatosis, forúnculos, ántrax, alopecia, caspa, hongos, infecciones vaginales y lavado de heridas infectadas.

Otros usos:
Su sinergia se encuentra con la fumaria en los tratamientos depurativos y con la equinácea en las heridas y las enfermedades infecciosas.
La raíz cocida es comestible y nutritiva.

Toxicidad:
No tiene, aunque hay que tener en cuenta su efecto hipoglucemiante.

ABRÓTANO MACHO *(Artemisia abrotanum)*

Botánica:
Pertenece a la familia de las compuestas. De raíz leñosa, el tallo erecto está cubierto de vello y tiene hojas bipartidas de color blanco. Las flores están reunidas en capítulos amarillos y toda ella alcanza el metro de altura.
Es conocido como Hierba Lombriguera.

Recolección:
Se puede cultivar en jardín.

Partes utilizadas:
Se emplean las hojas y los brotes frescos.

Composición:
Guanina, adenina, escopolamina, abrotanino.

Usos medicinales:
Es bastante eficaz para tratamientos capilares en uso externo. Localmente puede detener pequeñas hemorragias y mejora las estomatitis.

Internamente se puede emplear para eliminar parásitos intestinales y en las dismenorreas. Para regular el exceso de flujo menstrual y la amenorrea (ausencia de la menstruación), además de ser un sedante de las crisis histéricas.

Otros usos:
Aplicada sobre la piel actúa como repelente de insectos, especialmente moscas. En la antigüedad se utilizaba como hechizo o filtro de amor, quizá por su efecto estimulante. La forma de uso más recomendada consistía en quemar las hojas secas con incienso y luego ponerlas en el dormitorio de la pareja, para que liberen el aroma.

Toxicidad:
No se debe administrar en el embarazo. Su toxicidad en infusión es baja, y de forma tópica no tiene.

ROMERO *(Rosmarinus officinalis)*

Botánica:
Abundante en todas las zonas mediterráneas es, sin embargo, una planta que crece con facilidad en cualquier lugar, incluso en climas muy secos. Solamente hay que tener cuidado de los fuertes vientos del norte, por lo que estará mejor al lado de algún muro protector. Si dispone del espacio suficiente alcanzará una altura entre 60 y 120 cm. y para ello solamente requiere sol y tierra bien drenada y rica en cal. Sus flores son de tonalidad violácea y brotan en primavera, aunque no sobreviven a los inviernos rigurosos, salvo la variedad en macetas, mucho más pobre en esencias que la silvestre.

Recolección:

Aunque puede sembrarse a partir de semillas, lo mejor es coger un esqueje joven de una planta que tenga fuerte olor, teniendo la precaución de no exponerlos a los fríos hasta que hayan echado raíces. Se recolecta en primavera y verano, justo antes de la floración, aunque sus hojas son perennes y se recogen todo el año.

Partes utilizadas:

Se emplean las hojas que se pueden colgar a la sombra en pequeños ramilletes.

Composición:

Ácidos caféico, clorogénico y rosmarínico, taninos, resinas, flavonoides, pineno, canfeno, borneol y alcanfor.

Usos medicinales:

Carminativo, hipertensor, colagogo, antirreumático. Una extraordinaria planta comparable al popular Ginseng y que se emplea en decaimientos, hipotensión, insuficiencia biliar, amenorrea y espasmos digestivos. Mejora la memoria, estimula el sistema nervioso y tiene efectos contra el exceso de colesterol.

Otros usos:

Externamente es un buen remedio contra la calvicie, las heridas y la dermatitis seborreica. Es antiparasitario, antineurálgico y antirreumático local.

Toxicidad:

No tiene toxicidad. No emplear la esencia en prostatitis o embarazo.

CAPUCHINA *(Tropaeolum majus)*

Botánica:
Pertenece a las Tropeoláceas y llega a tener 40 cm. de altura. De hojas grandes, pecioladas y redondas, los tallos tienen unos zarcillos con los cuales pueden trepar por la pared u otras plantas.

Recolección:
Florece entre mayo y octubre, aunque las semillas se cogen entre junio y octubre.
Se puede comer cruda en ensalada.

Partes utilizadas:
Se emplean las semillas y las hojas frescas.

Composición:
Isobutil, vitamina C, espilantol, y ácido oxálico.

Usos medicinales:
Bronquial, expectorante y suavizante de vías respiratorias. Antitusígeno, diurético y emenagogo. Sus flores y capullos jóvenes se emplean para condimentar ensaladas pues, además de dar un aspecto colorido, mejoran el sabor de los platos con vinagre. En infusión se emplea para catarros, tos fuerte, mucosidad seca y para frenar la excesiva sudación. También como diurético y en casos de menstruaciones escasas o infrecuentes. Externamente tiene una sólida reputación para estimular el crecimiento del cuero cabelludo, frenar las alopecias y mezclada con la ortiga para la seborrea y caspa.

Otros usos:
Sus hojas se pueden comer en ensalada. Mezclada con leche tiene un efecto muy positivo en el enfisema

pulmonar. Las semillas tienen efecto antibiótico contra estafilococos, estreptococos y salmonellas. Aunque estas flores son inodoras atraen mucho a las abejas. Su eliminación a través de la orina y los pulmones le hacen especialmente en las infecciones, comportándose como un buen antibiótico natural.

Toxicidad:
No tiene toxicidad.

ABEDUL *(Betula pendula)*

Botánica:
Perteneciente a la familia de las Betuláceas, es un tradicional árbol de los climas fríos del norte. Crece rápidamente cuando es joven sobre suelos arenosos y en 5 años alcanza ya los 5 metros de altura, sobrepasando al final los 30 metros. De hoja caduca, posee una copa estrecha, con ramas ascendentes que se redondean y hojas brillantes, mientras que la corteza de color marrón brillante se vuelve poco a poco blanca y con surcos de manchas negras, pelándose por la parte de arriba. Las hojas aovadas son triangulares, con base redondeada de un tamaño de 3 a 6 cm y márgenes dentados. Las flores forman racimos amarillos que cuelgan y liberan los frutos. Los brotes son de color pardo. Se encuentra preferentemente entre los 1.000 y 2.000 metros de altitud, llegando a vivir hasta 150 años. Se le conoce también como *Álamo blanco y Árbol de la sabiduría.*
Recolección:
La savia se recoge en primavera antes que salgan las hojas, practicando una incisión en la corteza. Las

semillas son aquenios diminutos que se desintegran en otoño e invierno.

Partes utilizadas:

Se emplean las hojas y las yemas

Composición:

Corteza: betulina, taninos y un heterósido.

Hojas: hiperósido, miricitrina, flavonoides, resinas y un ácido esencial con betulinol.

Savia: azúcar, minerales, proteínas, ácido tartárico y proteínas.

Usos medicinales:

La corteza del abedul es diurética y laxante. Sus hojas son diuréticas, astringentes y coleréticas. Se emplea en cistitis, pielonefritis, litiasis renal, oliguria. También en reumatismos en general, gota, edemas en pantorrillas y obesidad. Mejora las afecciones biliares y baja levemente la fiebre. Elimina eficazmente el ácido úrico, disuelve las arenillas renales, es depurativa, estimulante estomacal y ligeramente laxante.

La parte interna de la corteza, amarga y astringente tiene propiedades antipiréticas y se ha utilizado en fiebres intermitentes.

El aceite es adecuado para el tratamiento de la piel, especialmente el eccema y la psoriasis.

En uso externo las hojas de Abedul se emplean para lavar la piel en caso de erupciones, granos, llagas o heridas y en forma de cataplasma contra forúnculos. También se emplea con frecuencia contra la caída del cabello y con sus ramas se golpean la piel las personas que acuden a depurarse a la sauna.

Toxicidad:
No se le ha encontrado toxicidad alguna.
Otros usos:
Las hojas frescas se pueden comer en ensaladas y la savia mezclada con levadura nos proporciona un saludable vino. Con sus ramas podemos hacer cestas, escobas, cepillos, cubrimientos para tejados y cuerdas y con la elaboración de su aceite protegeremos el cuero.

ORTIGA MAYOR *(Urtica dioica)*

Botánica:
Planta herbácea de las Urticáceas, de tallo erecto, hojas grandes de bordes aserrados y flores en espigas pequeñas de color amarillo. Las hojas están recubiertas de una pelusilla picante, llenas de ácido fórmico. Se encuentra entre ruinas, muros, senderos de montaña y cursos de agua.
Recolección:
Las hojas se recogen en primavera y verano, y las semillas en otoño.
Partes utilizadas:
Se emplean las hojas.
Composición:
Clorofila, ácidos fórmico, acético, minerales, vitaminas y oligoelementos.

Usos medicinales:
Remineralizante, diurética y antirreumática. Baja el ácido úrico, elimina los cálculos renales, es eficaz en diabetes y edemas, mejora la función biliar, las diarreas y las úlceras gastroduodenales.

Mezclada con el extracto de avena (diez gotas de cada, debajo de la lengua) posee importantes efectos afrodisíacos, restaurando los niveles de testosterona y la función de la próstata.

Otros usos:
Externamente se emplea para robustecer el cabello, eliminar la caspa, para lavados vaginales y bucales, así como en las dermatitis seborreicas.

Toxicidad:
La sustancia urticante está dentro de los pequeños pelos de las hojas, los cuales rompemos al tocarlas y así el veneno se disemina en la piel. No obstante, basta un ligero escaldado en agua caliente para que pierdan ese poder y así las podamos tocar ya libremente e incluso comer. Para recolectarlas bastan simplemente unas tijeras y unos guantes de fieltro gruesos.

ESPLIEGO *(Lavandula latifolia)*

Botánica:
Subarbusto anual de ramas sin hojas hasta la parte basal, con hojas de color verde claro que terminan en lanza, llegando alcanzar el metro de altura. Las flores son violáceas y el fruto de color pardo oscuro. Crece espontáneamente en zonas de litoral y montaña y se puede cultivar fácilmente.

Recolección:
Se realiza en verano.

Partes utilizadas:
Se emplean sus flores antes de abrirse dejándolas a la sombra sin que la temperatura pase de 35° C.

Composición:
Linalol, cumarina, tanino, saponina, heterósidos y acetato de linalino.

Usos medicinales:
Es ligeramente sedante, antiespasmódica, diurética e hipotensora. Se emplea para moderar la irritabilidad, la agresividad y la neurastenia. Tiene efectos balsámicos y antisépticos en las afecciones del aparato respiratorio. También se emplea en hemicráneas, jaquecas, alergias y para mejorar la digestión en personas nerviosas. Externamente es muy eficaz para calmar dolores reumáticos, en las dermatosis y para la alopecia. La infusión sirve igualmente para lavar heridas, llagas, quemaduras y aliviar el dolor. Antiguamente se le consideraba un buen remedio contra la blenorragia.

Otros usos:
Su aceite esencial puede emplearse para neutralizar el veneno de las víboras, aunque no es un efecto contrastado.

Toxicidad:
No tiene toxicidad.

SALVIA *(Salvia officinalis)*

Botánica:
Planta perenne y muy resistente, sobre todo la variedad de hojas estrechas, pero necesita un terreno fértil, soleado y bien drenado, especialmente rico en sílice o cal. Hay que sembrarla en la estación templada y suele dar los primeros brotes en un mes. Por desgracia es una

planta que se agota en pocos años, algunas apenas llegan al segundo, por lo que se hace necesario guardar las semillas o los esquejes. Si se la cuida puede dar flores todo el año.

Recolección:

El corte de la planta se hará antes de la floración y preferentemente lejos de las heladas. Para secarlas hay que procurar estirar las hojas, ya que si se enrollan se vuelven grises y se estropean. Por tanto, el secado debe ser rápido, quizá en radiador, moviéndolas de vez en cuando y deshojando las ramas después.

Partes utilizadas:

Se emplean las hojas recogidas antes de la floración, aunque hay quien recomienda después.

Composición:

Flavonoides, tuyona, polifenoles, ácido caféico y ursólico. Vitaminas y sales minerales, además de estrógenos y asparragina.

Usos medicinales:

Es estrogénica, antisudoral y eupéptica. Corrige el exceso de sudación, mejora la falta de apetito, el cansancio y la atonía gástrica, es colagoga, antiasmática y emenagoga. Empleada preferentemente por la mujer es una planta que mejora una gran cantidad de funciones femeninas, especialmente las relativas a glándulas endocrinas y genitales. El aporte de estrógenos la convierte en la planta de elección en la menopausia y la esterilidad. En uso externo es un eficaz agente para suavizar la piel, mejorar la salud del cabello, eliminar arrugas, y para lavados vaginales.

Otros usos:

Antiguamente se decía que donde crecía la salvia había salud y de ahí su nombre. Ciertamente es una planta muy equilibradora del organismo. La esencia, por su contenido en tuyona, implica que sea recomendada solamente por un experto.

Toxicidad:

No tiene toxicidad, pero no emplear en el embarazo o la lactancia por su contenido en hormonas

Otras

Los aceites esenciales de tomillo, limón, enebro y el extracto de árnica, también son importantes en las alopecias localizadas o incipientes.

Oligoterapia

Los oligoelementos son otra parte del tratamiento igualmente importante y el cobre-oro-plata se dará cuando exista una calvicie total, el zinc-níquel-cobalto en caso de disfunciones glandulares, el zinc en cualquier circunstancia, y el yodo o el azufre cuando coexistan problemas de piel.

DIATESIS 5
Anérgica-Falta de respuesta
Cobre-oro-plata

La unión de estos tres metales fue investigada por primera vez por Ménétrier, ya que su composición les situaba en la misma línea y estructura electrónica periférica, asegurando así una sinergia importante. Aunque el oro ya era utilizado ampliamente por la medicina química en el tratamiento del reumatismo, nadie había pensado en aplicarlo junto a dos metales que tenían muchos puntos coincidentes.

La falta de energía es la mejor aplicación para esta unión, especialmente la que se da en la vejez y durante las enfermedades graves. En estos enfermos concurren una serie de circunstancias, entre ellas: poca capacidad de respuesta ante las enfermedades, falta de voluntad psíquica para encajarlas y un decaimiento general tan intenso que no aceptan consejos ni colaboraciones. Hay también falta de memoria, no pueden concentrarse y pierden el interés por seguir viviendo. Con anterioridad a esta patología tan seria se habrán dado fístulas anales, infecciones de vías respiratorias altas, reumatismos deformantes, poliartritis y una gran sensibilidad al frío. Los pólipos, la colitis hemorrágica, el cáncer y el Sida, son la consecuencia del fracaso en la lucha por la vida.

La terapia con cobre, oro y plata suele dar resultados espectaculares si aún se llega a tiempo, ya que en primer lugar se da una estimulación de la glándula suprarrenal y con ello un aumento de las hormonas de la supervivencia. Después viene la restauración enzimática que conducirá quizá a la curación.

Esta diátesis 4 suele desencadenarse tras un período de estrés o desadaptación, o tras un importante shock psíquico, como divorcio, despido laboral o muerte de un familiar. Pueden tener astenia global y profunda, constante durante todo el día; aunque también puede ser intermitente, con períodos de euforia y agresividad. Hay crisis de pánico, hipersensibilidad al frío y al invierno, sueño irregular, con insomnios y pesadillas terroríficas, con sensación de disminución de la vitalidad. Psicológicamente se dan todos los grados de depresión, indiferencia por las actividades profesionales y por la familia, declarándose episodios cortos de rebelión, agresividad y angustia. Los comentarios indican un deseo de dimitir, de abandonar todo para reposar, incluso de desaparecer, pues la existencia ha perdido interés. De continuar, el suicidio se vislumbra como una alternativa fácil, aunque en los niños es más difícil de detectar, existiendo una tendencia a la soledad, a no comunicarse o jugar con otros niños.

Padecen con frecuencia:

Entre las características de esta diátesis está el recorrido por multitud de terapeutas, disponiendo pronto de infinidad de informes y tratamientos abandonados con la misma rapidez que se iniciaron. Hay también historias de infecciones agudas y recidivantes, incluso víricas, con subidas de temperatura inexplicadas y repetitivas, siendo frecuentes las otitis supuradas, anginas purulentas, cistitis, piorrea, reumatismo y cefaleas.
La capacidad del sistema defensivo está muy mermada y aparecen linfopatías, infecciones pulmonares o cutáneas, tuberculosis de evolución rápida, reumatismo crónico, leucemias y fenómenos de envejecimiento global, así como cáncer.

En resumen:

Alopecia unida a enfermedades debilitantes o crónicas.

Reumatismos graves, fiebres altas, infecciones severas y de repetición, viriasis, caquexia y envejecimiento intenso.

Cansancio continuado inexplicable, poca capacidad moral y psíquica para la lucha diaria, angustia, insomnio y pesadillas.

Deformaciones de columna con cifosis y escoliosis, anginas de repetición e hipertrofiadas, bajas defensas orgánicas, mala memoria, indecisión, falta de estímulo vital y depresión.

ZINC

Descubierto en 1869 como factor esencial para el crecimiento de las plantas, se aisló por primera vez en 1886 en las algas marinas fucus y posteriormente se encontró también en los cereales, las leguminosas y las hojas verdes de casi 100 plantas comestibles. Años más tarde, en 1950, se encontró también en el cabello y la sangre del ser humano, descubriéndose numerosas personas que padecían serias carencias.

Causas de deficiencia

El problema, lo mismo que ocurre con la mayoría de los otros oligoelementos, es que es muy difícil diagnosticar una carencia de cinc, ya que los síntomas suelen ser comunes a otras enfermedades. Lo más normal es la falta de absorción del mineral, algo que se da frecuentemente en niños y ancianos. También la presencia de ácido fítico presente en el salvado forma un compuesto que lo hace menos soluble y menos asimilable. Utilizando salvado o cereales integrales no existe este problema.

Los niños alimentados con leches artificiales suelen tener carencias de cinc, lo que podrían evitar o bien tomando suplementos de minerales o bien empleando leches enriquecidas. El alcohol también provoca carencias de cinc por una mayor eliminación del ingerido, lo mismo que ocurre con la toma continuada de ciertos medicamentos, entre ellos los anticonceptivos.

Funciones orgánicas

Es necesario para el correcto funcionamiento del aparato genital, especialmente el masculino, interviniendo en la formación del líquido seminal y el buen funcionamiento de la próstata.

Protege a los ácidos nucleicos ADN y RNA, así como a la membrana de las células.

Favorece la utilización del ácido láctico y es antagonista del cobre.

Estimula el sistema inmunitario a través de los linfocitos T-4.

Regula el páncreas, la hipófisis y los órganos genitales.

Es decisivo para el crecimiento de los niños.

Mantiene las glándulas suprarrenales en buen estado y su capacidad de adaptación.

Mantiene los órganos del gusto, el olfato y la visión en buen estado.

Previene del envejecimiento prematuro.

Síntomas carenciales

- Caída del cabello.
- Manchas blancas en las uñas.
- Mala cicatrización de las heridas.
- Infecciones de repetición.
- Sentido del gusto poco desarrollado.
- Pérdida brusca del olfato.
- Anorexia.
- Retraso del crecimiento infantil.
- Escasa producción de semen.
- Infertilidad masculina.
- Anemia.

Aplicaciones

Alcoholismo, dismenorrea, enfermedades hepáticas y renales, estrés, diabetes, infertilidad, infecciones de repetición, quemaduras extensas, embarazo (15 mg/día), en la adolescencia, mala cicatrización (post-cirugía), acné, pérdida del olfato y gusto, pérdida de la memoria, caída del cabello (alopecia), acrodermatitis enteropática, reumatismo, artritis.

Es pues de gran utilidad para los trastornos de fertilidad, impotencia y/o frigidez, siendo reconocido como el oligoelemento de la reproducción. A las mujeres que toman anticonceptivos orales por largos períodos les recomendamos tomar frecuentemente este oligoelemento.

Preventivo para personas de dieta hipoprotéica o dieta vegetariana. Regulador de los trastornos de las funciones hipofisiarias y de las funciones gonadotropas. Fatiga, cansancio repentino, dismenorrea, diabetes, adenoma prostático, hepático y pancreático. Prevención de enfermedades cardiovasculares.

No está indicado en paciente con cáncer, siendo preferible dar cobre.

Otras aplicaciones no carenciales

Síndrome adiposogenital.
Obesidad.
Prostatitis.
Colitis, flatulencias.
Envejecimiento prematuro.
Antes del embarazo.
Heridas.
Acné.
Para estimular las prostaglandinas.
Amenorreas y esterilidad femenina.
Criptorquidia y poco desarrollo genital en niños.
Enuresis nocturna.
Reglas insuficientes.
Adenoma de próstata.
Acetonemia infantil.
Astenia.
Alopecia.
Enanismo hipofisario.

Toxicidad
El exceso puede causar depresiones y diarreas.

Otros nutrientes:

Los tratamientos alternativos que han resultado eficaces
para el adelgazamiento del cabello son:
Minerales: selenio, hierro.
Vitaminas: A, C, E, B6 y B12.

Aceites Esenciales

Un estudio doble ciego, controlado con placebo evaluó
el uso de una combinación de aceites esenciales o un
aceite con placebo en 86 personas con alopecia areata.
El aceite de combinación fue una mezcla de tomillo,
romero, lavanda, madera de cedro y sus aceites
esenciales en una mezcla de aceites de jojoba y semilla
de uva como portadores. Este aceite se da masajes en el
cuero cabelludo a diario. El grupo de control utilizó
solamente los aceites portadores para su masaje, también
diariamente.
Después de 7 meses, 19 (44%) de 43 personas que
utilizaron la mezcla de aceites esenciales mostraron una
mejora en comparación con 6 (15%) de 41 personas del
grupo de control. Aunque no hubo efectos secundarios
asociados con la aplicación tópica de aceites esenciales,
pueden causar reacciones alérgicas en algunas personas.

Tratamiento ayurvédico

El tratamiento a base de hierbas Ayurveda ha demostrado ser muy eficaz en más del 80% de los casos de alopecia y los resultados se obtienen razonablemente rápidos y de larga duración.

El tratamiento se basa en el estudio individual y la evaluación del caso y los productos empleados varían en cada paciente dependiendo de la prakruti (Naturaleza Básica).

Este tratamiento contiene píldoras orales, polvos y la aplicación de aceite de base, y están hechos de hierbas. ECLIPTA ALBA (bringraj), EMBLICA OFFICINALIS (amla), INDIGOFERA TINCTORIA (brahmi), CYPRUS ROTUNDUS (gunja), GLYCERRHIZA GLABRA (yastimadhu).

Medicina tradicional china

La medicina china estudia los desequilibrios que se producen en el cuerpo y afectan directamente a la caída de pelo. Cuando el cuerpo se vuelve a poner en equilibrio, poco a poco desaparecen los síntomas. Se deben tratar:

> El primer patrón parece ser el hígado y el riñón. Esto significa que la energía del cuerpo que fluye por estos órganos es deficiente. Cuando las hierbas se utilizan para nutrir el hígado y el riñón, el pelo puede empezar a crecer de nuevo.

El segundo patrón es el calor corporal. Esto significa que hay una inflamación en el cuerpo que es el resultado de un exceso de acidez en una mala dieta o una simple infección. La mayoría de las personas con alopecia, presenta una de estas dos condiciones. Es necesario reducir la inflamación y la acidez en el cuerpo para que fluya la energía yin y el cuerpo se refrigere, favoreciendo así el crecimiento del pelo.

Polygonum multiflorum conocido como *Fo-ti*, es una hierba que puede ser beneficiosa para las personas con alopecia. Esta hierba se ha utilizado tradicionalmente en China para prevenir las primeras canas y la caída de pelo. Es un tónico para el cerebro y el cuerpo, y puede mejorar el crecimiento del pelo así como su calidad. Se necesita usar de 3 a 6 meses para ver los beneficios.

Ligustrum y *eclipta* son también dos hierbas chinas que se utilizan para favorecer el crecimiento del pelo y el fortalecimiento del hígado y el riñón.

Con el fin de eliminar la inflamación y la acidez que puede provocar la alopecia, se pueden usar combinados de menta, diente de león y madreselva. Algunos suplementos que pueden ser de utilidad en combinación con las plantas chinas son la Vitamina C, el aceite de linaza, la ortiga verde y el té. Todas ellas son antiinflamatorias y desintoxicantes. Comer frijoles negros y semillas de sésamo negro, también puede ser útil junto a las hierbas chinas.